AF329656

EXAMEN

ANALYTIQUE

DES EAUX MINÉRALES

DES ENVIRONS DE L'AIGLE,

EN HAUTE NORMANDIE.

Avec leurs Propriétés dans les Maladies.

Par M. TERREDE, Docteur en Médecine, médecin ordinaire de la ville de l'Aigle.

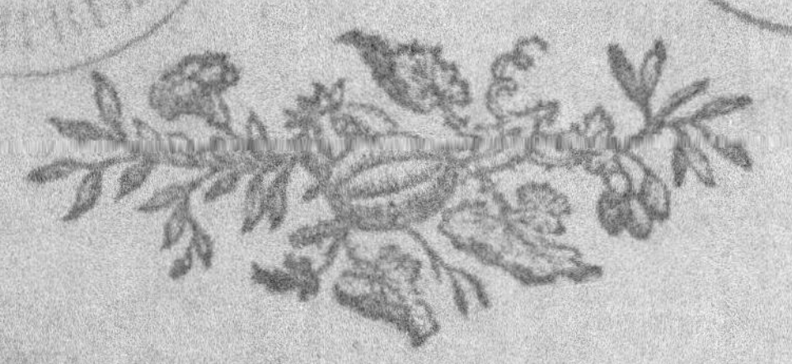

A AMSTERDAM,

Et se trouve à PARIS,

Chez VINCENT, Imprimeur-Libraire, rue des Mathurins, hôtel de Clugny.

M. DCC. LXXVI.

BIBLIOTHÈQUE IMPÉRIALE

INQUISITION Nᵒ 53,777

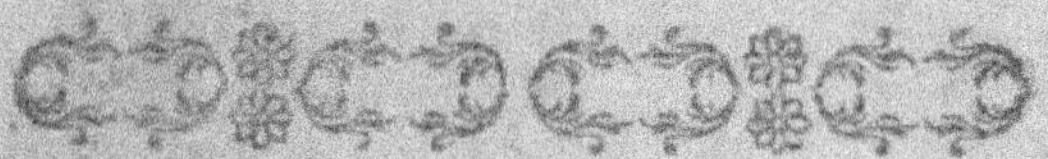

A MONSIEUR
RAULIN,

Docteur en Médecine, Penſionnaire du Roi, Agrégé honoraire au College royal des Médecins de Nancy, Conſeiller - Médecin ordinaire du Roi, Cenſeur royal, de la Commiſſion royale de Médecine, Inſpecteur général des Eaux minérales du Royaume; de la Société royale de Londres, des Académies des Belles-Lettres, Sciences & Arts de Bordeaux, de Rouen, de Châlons-ſur-Marne, & dé celle de Rome.

MONSIEUR,

L'intérêt que vous avez bien voulu prendre à mes Eſſais analyti- ques, & le fruit que j'ai retiré de vos ouvrages, me portent naturelle- ment à vous offrir celui-ci. C'eſt un hommage que je crois devoir rendre

aux talents avec lesquels vous rem-
plissez si dignement les vues bienfaisantes du Ministere, & à la bienveil-
lance que vous m'avez témoignée. J'ai
été excité à faire ces recherches sur les
Eaux minérales, par le zele dont vous
paroissez animé dans vos écrits pour
le bien de l'humanité. Cependant je
ne les aurois jamais publiées, si vous
ne m'eussiez assuré qu'elles seroient
utiles. Daignez prendre sous vos aus-
pices ce premier fruit de mes travaux,
& agréer en l'adoptant le témoignage
sincere de ma reconnoissance.

Je suis avec respect,

MONSIEUR,

Votre très-humble & très-
obéissant serviteur,

TERREDE.

EXAMEN

ANALYTIQUE

DES EAUX MINÉRALES

DES ENVIRONS DE L'AIGLE

En Haute Normandie;

Avec leurs propriétés dans les Maladies.

CHAPITRE PREMIER.

Introduction.

CE seroit en vain que je cher-
cherois à persuader combien
il est utile de s'assurer par l'analyse de la nature des diverses substances qui minéralisent les eaux;
l'intérêt que le Gouvernement y
prend en est une preuve trop con-

A

vaincante, pour qu'il foit néceffaire que je m'y arrête. C'eft à
l'établiffement de la Commiffion
royale de médecine, qu'on doit
les progrès utiles qui ont été faits
depuis quelque temps vers cette
partie ; c'eft à la continuité des
foins de cette illuftre compagnie
fur cet objet, qu'on devra bientôt la connoiffance parfaite des
eaux minérales.

MM. les Intendants des provin-
ces l'ont fecondée dans fes vues,
en lui procurant des inftrućtions
fur les fources minérales de leurs
départements ; & les médecins
répandus dans le royaume ont
rempli celles du Miniftere, &
concouru au même objet, en par-
tageant les travaux de la Commiffion, en analyfant les eaux des
fontaines minérales de leurs pro-

vinces, & en lui rendant compte de leurs procédés & de leurs découvertes.

Jusqu'à cet établissement, les principes & les propriétés du plus grand nombre des eaux minérales étoient des problêmes. A peine les plus usitées étoient-elles connues : on n'en avoit encore que de foibles idées.

Il étoit réservé à cette illustre compagnie de dissiper l'obscurité où étoit restée cette partie de la médecine, qui est d'une si grande ressource dans l'art de guérir.

Si les chymistes qui la composent sont parvenus à jetter enfin le plus grand jour sur cette matiere, le médecin célebre (a) préposé pour exposer les vertus, les

____

(a) M. Raulin.

A ij

propriétés des eaux minérales dans les maladies, n'a pas moins répandu de lumieres dans le Traité qu'il vient de donner au public sur l'usage que l'on en peut faire. La clarté, l'ordre & les vues utiles & bienfaisantes qui caractérisent cet ouvrage, ainsi que ceux qu'il a précédemment donnés sur d'autres objets par ordre du Gouvernement, font desirer que cet habile praticien ne mette pas de bornes à ses travaux.

Les ouvrages de cette nature sont en effet d'autant plus utiles, que, devant être regardés comme des précis de la plus saine doctrine, ils deviennent des guides sûrs dans la pratique de la médecine, pour ceux qui ne peuvent se procurer des connoissances éparses dans un grand nombre de vo-

lumes, & pour les gens de l'art
que la variété d'opinions tient
souvent dans l'incertitude. Ces
ouvrages font des points de réu-
nion qui garantissent des opinions
hypothétiques & du danger de
leur séduction.

Excité par cet exemple, & également animé du desir de me rendre utile en concourant aux vues
de la Commission royale, j'ai
cherché, dès l'instant où j'ai sçu
que le pays où je suis étoit abondant en fontaines d'eaux minérales, à les connoître, en analysant
celles qui étoient le plus à ma
portée.

Le résultat de mes premieres
opérations m'ayant paru assez in-
téressant pour mériter de fixer
l'attention de la Commission, je
l'ai adressé au médecin chargé de

recueillir toutes les connoiſſances de ce genre, pour le vérifier. Les encouragements qu'il a bien voulu me donner à cette occaſion, m'ont porté à continuer mes recherches & mes expériences, je les ai étendues ſur toutes les fontaines d'eaux minérales de ce canton que j'ai pu connoître, j'en ai fait l'analyſe avec tout le ſoin dont j'ai pu être capable, & j'ai adreſſé, comme auparavant, à ce médecin les réſultats de mes expériences.

C'eſt de ces opérations, & des réflexions pratiques qu'elles m'ont fournies, que je crois devoir faire part aujourd'hui au public, & ſpécialement aux habitants de ce canton, qui y ſont plus particuliérement intéreſſés. Je ſouhaite que cet ouvrage puiſſe leur être utile,

en leur rendant plus familiers des
fecours que la nature leur offre
de toutes parts, & dont on n'a pas
fait affez d'ufage jufqu'à préfent
dans beaucoup de maladies où ils
peuvent être d'une très - grande
utilité.

Je n'entrerai dans aucune dif-
cuffion relative à l'hiftoire naturelle de ce pays ; mais, avant de
paffer aux détails analytiques, je
crois devoir parler de la nature du
principe qui donne une faveur
piquante à quelques eaux minérales, que l'on appelle communément le *gas* ou le *gratter* de ces
eaux.

Les chymiftes ne font pas d'accord fur la nature de ce principe.
Les anciens ont cru que le Mars
étoit rendu foluble dans les eaux
par le moyen de l'acide fulfu-

reux volatil, & que ce piquant qu'on trouve à quelques-unes, & qui les fait soupçonner gaseuses, acidules ou spiritueuses, provenoit du développement de l'esprit de la mine qu'Hoffman a surnommé esprit volatil éthéré minéral.

Nonobstant cette dénomination, Hoffman paroît avoir pensé, avec Homberg, que ce principe pouvoit bien n'être que de l'air combiné à l'eau; & ces deux chymistes prétendent même être parvenus à imiter cette espece d'eau minérale par des procédés qu'ils indiquent.

Parmi les modernes, des sçavants spécialement versés en cette partie (MM. Venel, Monnet, Raulin, &c.) ont adopté un sentiment différent à ce sujet. Le premier prétend que le Mars est sus-

pendu dans les eaux par de l'air fixe
qui y fait fonction d'acide ; & que
c'est le dégagement de cet air, qui,
dit-il, s'y trouve combiné par surabondance, qui donne à ces eaux
la saveur spiritueuse. Les belles
expériences par lesquelles il a ap-
puyé ce sentiment, soit qu'il con-
nût ou ignorât celui d'Hoffman &
d'Homberg, le font à juste titre
regarder comme l'auteur de la dé-
couverte de l'air fixe. M. Monnet
assure au contraire que le fer est
réellement pénétré, dissout par
l'eau même sans le concours de
l'air ; &, quoiqu'il tienne, à l'é-
gard du principe spiritueux des
eaux, à peu près le même langage
que M. Venel, il ne paroît pour-
tant pas adhérer entiérement à
son sentiment, du moins sur la ma-

niere dont l'air ſe produit dans les eaux (a).

M. Raulin, dans le Traité des Eaux minérales qu'il a publié par ordre du Gouvernement, a adopté l'opinion des anciens, & rapporte à ſon appui une infinité de preuves de la plus grande force. Il prétend que ce principe, qu'à *l'inſtar* d'Hoffman il appelle eſprit volatil éthéré minéral, eſt incoërcible; en conſéquence, que l'on ne doit pas conclure de ce que l'on ne peut l'aſſujettir, qu'il n'exiſte pas.

L'art, dit-il (b), ne ſçauroit at-

(a) *Traité des Eaux minérales*; par M. Monnet, Préface, page 22.

(b) *Traité analytique des Eaux minérales*, tom. 1, pag. 39.

teindre la sublime simplicité de la nature ; mille effets, dont les causent existent hors de la portée des sens, nous étonnent, raviffent notre admiration & surprennent notre intelligence. L'air & le feu font imperceptibles, on ne les connoît que par leurs effets. L'art ne fçauroit les décompofer ni les affujettir. La nature les réduit en leurs éléments, & les affujettit à un état de fixité.

Les émanations fines, volatiles, invifibles, immenfes qui s'exhalent de toutes les fubftances animales, végétales & minérales, ne font indiquées que par leurs effets; & il en eft qui ne le font point, quoiqu'elles occupent des places marquées dans les fonctions de la nature. L'odeur du romarin fe fait fentir, fur les côtes d'Efpagne, juf qu'à quarante lieues dans la mer; on fent d'un auffi long efpace l'odeur de la canelle, quand on approche de l'ifle de Céylan, dans les Indes orientales; les vignes, quand elles font en fleur, font fermenter le vin qu'elles ont produit, &c. Les chymiftes nieront-ils l'exiftence de ces fubftances ignées, aériennes, animales, végétales, &c. parce que leurs principes échappent à leurs expériences, &c? Les exhalaifons des eaux minérales doivent être placées dans cette claffe d'êtres qu'on ne peut pas diftinguer, & dont les effets feuls font connoître l'exiftence (a).

On a prétendu, continue-t-il,

(a) *Traité analytique*, tom. 1, pag. 39 à 42.

imiter les eaux minérales acidules, en ajoutant dans de l'eau froide du sel de soude & de l'acide marin... Il y a un nombre d'eaux minérales qui, quoique spiritueuses, ne contiennent aucune combinaison saline, mais seulement un alcali minéral très-pur, & une très-petite partie de fer. Peut-on, d'après cet exemple, supposer un air surabondant dans l'eau, & attribuer son introduction dans ce fluide à l'union d'un acide avec un alcali (*a*)?

Il regne dans toutes les mines & dans leurs souterrains, une vapeur sulfureuse, saline, métalli-

---

(a) *Traité analytique*, tom. 1, pag. 56 à 58.

Traité des Eaux minérales, par M. Monnet, Préface, pag. 22.

que, très-abondante, très-fine,
très-élastique, volatile & pénétrante, qu'on regarde comme l'efprit de la mine, non comme une
émanation de ses principes. Elle
s'éleve par sa propre volatilité
vers les couches supérieures des
montagnes & des côteaux. Quelquefois elle traverse jusqu'à leur
surface, & se répand au de-
hors dans l'atmosphere sans per-
dre de ses qualités. Cette vapeur
tient de la nature des différentes
substances dont elle est émanée.
L'esprit volatil des eaux de Vichy
est si pénétrant, se répand si loin,
qu'il attire de deux ou trois lieues
les bœufs & les vaches, qui tra-
versent la riviere d'Allier sans
goûter de son eau, & courent se
gorger à l'écoulement des fontaines. On ne dira peut-être pas que

ces phénomenes surprenants sont des effets d'un air surabondant contenu en ces eaux. Le haut des murs des bains, leurs voûtes, & les murs des bâtiments de Vichy qui sont voisins des fontaines minérales, sont incrustés d'un sel qui s'y est formé & qui s'y forme tous les jours des émanations salines & sulfureuses des eaux minérales : ce sel est de la même nature que celui que l'on obtient des mêmes eaux par l'évaporation. Comment un air surabondant pourroit-il se combiner avec des eaux dont la chaleur est depuis le trentieme jusqu'au quarantieme degré du thermometre de Réaumur (*a*) ?

On obtient le même résultat de

(*a*) Tome 1 , pag. 71 — 73.

l'expérience de la fecouffe, fur les eaux falines & fulfureufes à qui l'on refufe la qualité d'aérées (*a*).

M. Piffis, infpecteur des eaux minérales de la province d'Auvergne, & M. Baffin, intendant de celles de Clermont-Ferrand, ont obfervé que les eaux de Villetour purgeoient communément tous ceux qui en faifoient ufage. Cependant il eft conftant par l'analyfe qu'en a faite un habile chymifte (*b*), qu'elles ne contiennent pas plus de quatre grains de fel marin par pinte : & affurément perfonne ne foupçonnera que cette dofe de fel fuffife pour opérer cet effet (*c*).

M. Linacier, médecin de Chi-

______

(*a*) Tome 1, pag. 74.
(*b*) M. Mitouart.
(*c*) Tome 2, pag. 128 & 129.

non, rapporte qu'une fille du bourg de Billafay fut guérie de la galle en prenant chaque matin, pendant neuf jours, une chemife qu'on avoit laiffée pendant affez long-temps tremper dans l'eau du baffin de la fontaine minérale de ce lieu. Ces guérifons ne peuvent pas être attribuées aux principes fixes de ces eaux : dira-t-on encore qu'elles font l'effet d'un air furabondant? Telles font les preuves, les raifons qu'allegue M. Raulin, pour établir la vérité de fon opinion.

Suivant M. Meyer, l'air eft un compofé d'eau & d'*acidum pingue*. L'*acidum pingue* fe trouve dans tous les métaux, & fpécialement dans le fer, fous deux états : combiné avec le phlogiftique du métal, puis libre ou plutôt difféminé dans fes interftices. D'après cette hypothefe, il n'eft pas étonnant, ajoute le judicieux commentateur des Récréations phyfiques, chymiques & économiques, que l'air participant de l'*acidum pingue* ne communique à l'eau, par fon *latus* acide, une propriété plus grande de diffoudre le fer, & que dans cette opération l'eau ne s'impregne d'une faveur piquante.

Si on enferme, dit-il, de la limaille de fer bien pure avec de l'eau diftillée, dans un vafe exactement bouché, & qu'on l'agite de temps en temps comme pour faire l'éthiops *per fe*, en débouchant la bouteille au bout d'un long temps, il s'en exhale un vrai gas *fylveftre;* l'eau décantée avec foin, & filtrée promptement, fe colore en pourpre par les décoctions acer-

bes, & louche bientôt en dépo-
sant un peu d'ochre : effet entiérement semblable aux eaux minérales où le fer est tenu en dissolution
par lui-même (*a*).

Le plus grand nombre des autres chymistes semble tenir à l'opinion de l'air surabondant.

L'illustre auteur du *Dictionnaire
de Chymie*, s'exprime ainsi sur cet
objet :

« Le gas aérien, dont quelques
» eaux minérales sont pourvues,
» vient de ce que les principes
» des substances, dont ces mêmes
» eaux sont chargées, étoient dans
» l'acte de leur combinaison, lors-
» qu'elle les a dissoutes, ou bien de

____

(*a*) *Récréations physiques, chymiques &
économiques*, traduites par M. Parmentier,
tom. 1, pag. 96.

» ce qu'ils se sont combinés dans
» l'eau même ; car il est certain
» qu'il se dégage beaucoup d'air
» dans presque toutes les dissolu-
» tions ; & cet air se trouvant dis-
» posé & distribué très-exacte-
» ment entre les parties de l'eau,
» y adhere jusqu'à un certain
» point, & s'y combine en quel-
» que sorte par surabondance. M.
» Venel a fait à ce sujet une belle
» expérience : elle prouve bien la
» vérité de cette opinion, qui est
» de lui. Il a mis dans de l'eau or-
» dinaire ce qu'il falloit d'acide &
» d'alcali marins, pour former du
» sel commun au point de satura-
» tion, dans la même quantité où
» il se trouve dans l'eau de Selters.
» Cette eau étoit dans une bou-
» teille qui fut bouchée exacte-
» ment. La combinaison se fit len-

» tement & tranquillement, parce
» que ces fels étoient fort éten-
» dus ; & , quand elle fut faite,
» cette eau artificielle fe trouva
» fpiritueufe & aérée comme
» l'eau naturelle qu'il vouloit imi-
» ter. »

Les Recherches du docteur
Prieftley fur l'air, paroiffent donner encore plus de confiftance à
l'opinion de M. Venel. Ce célebre
phyficien Anglois, qui a fait un
grand nombre d'expériences auffi
intéreffantes que curieufes fur la
nature de cet élément , après
avoir rapporté que le docteur
Brownrigg avoit découvert que
l'air fixe eft contenu en grande
quantité dans l'eau de la fource
de Pyrmont, & dans les autres
eaux minérales qui ont ce qu'on
appelle un goût acidule , & que

leur odeur particuliere, leur goût piquant & leurs vertus médicinales, font dues à cet ingrédient, indique des procédés fort fimples pour imprégner ainfi l'eau d'un air qui lui donne les propriétés d'une eau minérale fpiritueufe. L'eau ainfi imprégnée d'air fixe, diffout facilement le fer, & fi l'on y ajoute une quantité convenable de limaille de fer, elle devient fur le champ une forte eau chalybée (*a*).

Il peut fe faire, ajoute-t-il, que l'air fixe lui-même foit un acide d'une efpece foible & particuliere. M. Bergman d'Upfal, qui m'a fait l'honneur de m'écrire à ce fujet, l'appelle l'acide aérien ; &, entr'autres expériences qu'il

---

(a) *Expériences fur l'air*, pag. 37.

rapporte pour prouver que c'eſt un acide, il dit qu'il change en rouge le ſuc bleu du tourneſol. M. Hey a trouvé que le fait étoit vrai; & il a découvert de plus, que lorſque l'eau teinte en bleu avec le ſuc de tourneſol, & enſuite en rouge avec l'air fixe, a été expoſée à l'air libre de l'atmoſphere, elle reprend ſa couleur bleue (*a*).

Je ne crois pas qu'il y ait lieu de douter que l'eau ainſi imprégnée d'air fixe n'ait toutes les vertus médicinales de l'eau de Pyrmont ou de Seltz, puiſqu'elles ſont dues à l'air fixe que ces eaux contiennent. Si la véritable eau de Pyrmont retire quelqu'avantage de ce qu'elle eſt naturellement chaly-

---

(a) *Expériences ſur l'air*, pag. 39.

bée, on peut se le procurer aussi en se servant, dans ces procédés, d'une eau chalybée ordinaire au lieu d'eau commune (*a*).

J'ajouterai en passant, que ce sçavant, qui a pour ainsi dire disséqué l'air, si l'on peut s'exprimer ainsi, en distingue cinq especes, différentes de l'air commun, qu'il appelle air fixe, air inflammable, air nitreux, air acide, & air alcalin. Ayant observé, par une suite d'expériences, que l'air qui s'exhale de nos poumons est aussi corrompu que celui qui résulte de la putréfaction des substances végétales ou animales, de la combustion, du charbon & des chandelles dans un lieu fermé, &c. il nomme effluve putride, les va-

____

(a) *Expériences sur l'air*, pag. 41.

peurs

peurs produites par la respiration
des animaux (*a*) ; & après avoir
exposé comment quelques-unes de
ces sortes d'air sont funestes aux
animaux qui les respirent, il indique les moyens généraux dont
la nature se sert pour les purifier,
& les particuliers que l'on peut
mettre en pratique pour se pré-
server de leurs effets. Enfin, persuadé que l'air fixe est un excellent anti-septique, il propose de
l'administrer dans le scorbut &
quelques autres maladies, soit
pur, sous la forme de lavement,
soit combiné avec les boissons des
malades. Il rapporte même des
exemples de l'usage qu'en ont fait
avec succès plusieurs médecins

(a) *Expériences sur l'air*, pag. 232.

dans des fievres putrides & mali-
gnes.

Cet ouvrage, on ne peut en
disconvenir, est rempli de vues
nouvelles, & ouvre une carriere
immense aux recherches des phy-
siciens & des chymistes. Mais, relativement à notre objet, l'air
fixe, comme l'observe M. Beaumé
dans l'Appendix qui termine son
excellent Traité de Chymie, étant
dégagé des corps par différents
moyens, seroit, à plus juste raison, appellé air dégagé, air élastique, puisqu'il suffit de le déga-
ger des corps dans lesquels il étoit
combiné, pour qu'il recouvre toutes ses propriétés, & que quand
il est convenablement purifié, il
n'est pas différent de celui que
nous respirons. Hales, dans sa
Statique des végétaux & dans

celle des animaux, a démontré
que l'air étoit un élément qui en-
troit dans la compofition de beaucoup de corps. Il a appellé air
fixe celui qui eft devenu un de
leurs principes conftituants, qui a
perdu fon élafticité & toutes les
propriétés de l'air pur & agrégé ;
& il a donné à l'air dégagé des
corps, le nom d'air fixe. L'air
fixe, felon l'acception nouvelle,
n'eft donc que de l'air ordinaire,
chargé de fubftances étrangeres
qu'il tient en diffolution ; air qu'on
peut fouvent purifier & ramener
à l'état d'air pur, femblable à celui de l'atmofphere, en faifant
paffer cet air au travers de différentes liqueurs propres à filtrer
l'air, & à retenir les fubftances
étrangeres qui alterent fa pureté.
Il ne doit donc plus être doré-

navant examiné sous le point de vue sous lequel on veut le faire connoître, mais seulement relativement aux substances que l'air peut dissoudre & dont il peut se charger (*a*).

Si l'on consulte le Traité de l'air de Boerhaave, l'on verra que ce fluide retient constamment beaucoup de feu, qu'il est susceptible de se charger de toutes especes d'exhalaisons animales, végétales & minérales, & qu'il en est même toujours plus ou moins imprégné (*b*).

« *Aër, inquit, hâc ratione multa*

(*a*) *Chymie expérimentale*, tom. 3. Appendix sur l'air fixe.

(*b*) *Hermanni Boerhaave Institutiones & Experimenta Chemiæ*, tom. 1, pag. 211, édit. in-12.

» *efficit circa fodinas, fpecus, palu-*
» *des, &c : nam inveniuntur tales*
» *qui unico momento hominem non*
» *tantùm occidunt, fed & alia ani-*
» *malia volitantia fupra vaporem ta-*
» *lem.* Hinc *antiqui fcripferunt de*
» *Averno; quod erat fpelunca, fupra*
» *quam aves volitantes moriebantur*
» *ab ejus halitu,* Vid. Virg. L. VI.
» Œneid. verfu 235. *Talia loca*
» *funt quamplurima, fic in Italiâ*
» *illa* Grotto del Cane, *caverna cani-*
» *na, fupra cujus hiatum fi canem*
» *tenent, uno momento in animi de-*
» *liquium cadit, & fi non fubitò*
» *aquæ frigidæ immergitur, moritur*
» *illicò. Tales halitus fiunt in aëre,*
» *unde fit, quod loca antea venenata*
» *nunc fiunt faluberrima, & contra;*
» *quod fæpius contingit, cum nempe*
» *illi halitus definunt vel præcludun-*
» *tur. Sic locus eft in Poloniâ (uti*

» *auctores tradunt*) *ubi homines ul-*
» *tra 100 annos vivunt salubritate*
» *fontium vicinorum & aëris ; sic in*
» *Sicilia multa loca inhabitantur,*
» *quæ olim fuere inhabitalia* (a).

L'habile traducteur de Leh-
mann, tom. 1, pag. 294, rapporte un fait qui confirme bien
cette doctrine.

« Dans une carriere voisine des
» eaux minérales de Syrmont,
» dit-il, s'éleve, environ à deux
» pieds du sol & à cinq ou six en
» temps d'orage, une vapeur qui
» n'occasionne aucune variation
» ni au thermometre, ni au baro-
» metre, mais qui produit d'abord
» une sensation de chaleur aux
» pieds, qui gagne insensiblement

(a) *Herman. Boerhaave Inst. & Experim.*
Chem. tom. 1, pag. 214.

» le reste du corps, & provoque
» une transpiration très - abon -
» dante. Lorsqu'on se baisse, on
» éprouve que cette vapeur est
» très - pénétrante, très - âcre,
» qu'elle picote les yeux & en
» tire des larmes : elle laisse dans
» la bouche un goût de soufre ;
» elle donne des étourdissements,
» & feroit périr si l'on y restoit
» long - temps. Les insectes & les
» oiseaux meurent aussi-tôt qu'ils
» sont atteints par ces vapeurs. »

Ces exemples, & beaucoup d'autres semblables consignés dans la
Chymie expérimentale, prouvent,
comme Boerhaave l'a avancé, que
l'air est susceptible de s'imprégner
de toutes especes d'exhalaisons ; &,
selon l'expression de M. Beaumé,
que celui qui reste en stagnation
peut se charger de vapeurs phlo-

giftiques fulphureufes, &c. (a).

En réfléchiffant fur les recherches, les obfervations & les expériences des fçavants dont je
viens de parler, il eft véritable-
ment difficile de ne pas croire que
le principe fpiritueux des eaux minérales acidules eft de l'air fixe,
comme M. Venel l'a avancé, &
comme l'expérience femble le
confirmer, puifque, lorfque l'air
fixe que ces eaux retiennent eft
diffipé, elles ont perdu leurs principales propriétés, &c. Mais en
adoptant cette opinion, il femble
que l'on doit, conformément à la
doctrine de Boerhaave, aux obfervations de M. Baumé, à celles
du docteur Prieftley même, con-

____

(a) *Chymie expérimentale*, tom. 3, pag.
359—377.

venir que l'air fixe des eaux minérales n'eſt pas de l'air exactement pur, tel qu'on pourroit le
concevoir; au contraire, qu'il retient toujours le caractere des
ſubſtances dont il s'eſt dégagé ou
des principes dont il a pu s'imprégner. Car, comme on l'a vu
plus haut, ce fluide, en s'évapo-
rant, frappe l'odorat de maniere
à faire connoître au même inſtant
la nature de l'eau minérale d'où il
ſe dégage, &c. Et d'ailleurs les
liqueurs, qui retiennent beaucoup
plus d'air que ces eaux, ſont bien
éloignées d'opérer les mêmes pro-
diges qu'elles.

Il eſt donc vraiſemblable, tout
conſidéré, que l'air que ces eaux
retiennent, eſt imprégné de vapeurs minérales, ou chargé des
parties les plus ſubtiles des diver-

ses substances qu'elles tiennent en dissolution.

Que ce soit, au surplus, de l'air surabondant, ou un esprit volatil éthéré minéral, qui forme le gas, le gratter des eaux minérales, dites spiritueuses, il paroît certain que ce principe produit de puissants effets dans nos corps, & que sa présence contribue singuliérement à leur efficacité (a). Il en est dont toute la propriété dépend de cet agent. On peut même assurer que c'est lui qui, dans toutes les eaux minérales spiritueuses, joue le principal rôle. Il est donc très-important pour tous ceux qui font usage de pareilles eaux, de tâ-

---

(a) *Vide Swieten in Aphorism. de cognoscend. & curand. morb. Boerha.* tom. 3, pag. 345.

cher d'y retenir cette substance, quelle que soit sa nature.

Verum, ait illustrissimus Swieten, simul ac periit ex his aquis illud volatile, vappidæ apparent gustui, se-dimentum deponunt ; & si potentur magnâ copiâ, ventriculum gravant, hærent diu in corpore, nec pulchros illos effectus medicatos præstant am-plius (a).

Au reste, comme mon but, en donnant au public l'histoire des eaux minérales de ce canton, n'est pas de faire un ouvrage volumineux, que je ne pourrois rendre tel, qu'en répétant ce qui a été parfaitement exposé par plusieurs célebres écrivains, ou qu'en le surchargeant de choses étran-

____

(a) *Swieten Comment. in Aphorism. Herm. Boerha.* tom. 3, pag. 345.

geres au plan que je me suis pro-
posé, je passe tout de suite à l'e-
xamen analytique des différentes
sources d'eaux minérales qui se
trouvent dans le voisinage de cette
ville.

Ces fontaines sont au nombre
de six, sçavoir, celles de Saint-
Santin, de Cernieres, de Gran-
ville, d'Irai, de Moulins, & de
Saint-Evroult.

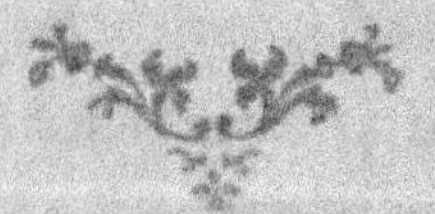

CHAPITRE II.

Eaux minérales de Saint-Santin.

LES eaux minérales de Saint-Santin, ainsi appellées du nom de la paroisse où se trouve leur source, sont éloignées de l'Aigle d'une lieue. Ces eaux sourdent dans la vallée, en un bassin qui est à quinze ou vingt pas d'une petite montagne dont l'exposition est à l'est de la ville. Les eaux de cette fontaine sont froides & très-limpides. Elles font en tout temps sur les organes du goût l'impression d'une eau ferrée, &, spécialement en été, celle d'une liqueur spiritueuse dont on a arrêté la fermentation, telle que le vin de Champagne mousseux. Cette vapeur minérale est même, dans l'été, si abondante & si vive, que ceux qui épuisent la fontaine, qui tirent l'eau pour les buveurs, en font quelquefois étourdis, enivrés, & souvent incommodés. Leur pesanteur spécifique est à peu près celle de l'eau de source commune. Le pese-liqueur, plongé dans l'une & dans l'autre, n'a effectivement éprouvé que peu de variations. Leur chaleur, vers la fin du printemps, s'est trouvée moindre que celle l'atmosphere d'environ deux degrés & demi.

Cette source fournit abondamment. Son bassin, qui a environ trois pieds d'aire & au moins quatre de profondeur, est rempli en moins de deux heures. L'on observe peu de dépôt en son fond ; mais on remarque toujours à sa surface, sur-tout lorsqu'on a été

quelque temps fans tirer de l'eau,
une pellicule de couleur bleue,
verte & jaune. La fontaine minérale de Saint - Santin a été de
tout temps connue & célebre en
ce pays ; c'eft même une des plus
anciennes dont l'hiftoire de Normandie faffe mention.

SECTION PREMIERE.

Expériences par les Réactifs.

Si , après avoir attaché avec foin
à l'orifice d'une bouteille prefque
pleine de cette eau, une veffie
fouple & exactement privée d'air,
l'on fecoue, l'on agite l'eau con-
tenue dans la bouteille , il fe fait
un dégagement d'air fenfible par
le gonflement de la veffie. La
quantité que cette eau en retient
fe manifefte beaucoup mieux lorf-

qu'on applique , avec les précautions convenables, la chaleur du bain-marie à cet appareil.

Un peu de poudre de noix de galle, jettée dans un verre de cette eau , lui fait prendre presqu'à l'inftant une couleur très-foncée ; elle paroît même noire , examinée à fa furface. Elle produit à peu de chofe près le même effet avec toute autre fubftance acerbe, telle que les feuilles de chêne , de ronce , &c.

Le favon s'y décompofe ; la leffive de la matiere colorante du bleu de Pruffe n'y produit aucun effet fenfible dans le moment ; ce n'eft qu'au bout de vingt-quatre heures qu'on y apperçoit un précipité brunâtre.

L'alcali fixe n'y caufe fur le champ aucune altération , mais

quelques heures après on y apperçoit un dépôt de terre ocracée.

Elle ne subit, avec les acides
minéraux, ni effervescence ni aucun autre changement.

La dissolution mercurielle donne
lieu, au bout de quinze ou vingt
heures seulement, à un dégagement d'un peu de terre absorbante
colorée en jaune. La couleur du
sirop de violettes, qui d'abord
s'y soutient, devient verte par la
suite.

Après ces expériences préliminaires, j'ai soumis à l'évaporation, conformément au procédé
de M. Monnet, environ trente-
cinq pintes d'eau. J'ai insensiblement appliqué un degré de feu
suffisant pour faire frémir mon
eau. Dès les premieres impres-

fions du feu, elle s'eft remplie de bulles qui font venues fe crever à fa fuperficie. Quand la chaleur a été amenée au plus léger degré d'é-bullition, elle s'eft déchargée de la plus grande partie des fubftan-ces minérales qu'elle contenoit, & enfuite le refte de ces fubftan-ces s'eft précipité en peu de temps. J'ai décanté après chaque dépôt, & ai ramaffé foigneufement tout ce qui s'étoit précipité. Lorfque ma liqueur a été réduite à trois chopines ou environ, j'ai dimi-nué le feu, & ai mené l'évapora-tion très-doucement, pour m'affu-rer fi ces eaux ne contenoient pas de fels; mais je n'ai découvert que quelques floccons féléniteux.

Le réfidu de mon évaporation s'eft trouvé pefer deux gros & demi.

J'en ai séparé un gros ; j'ai versé dessus de l'esprit de nitre affoibli par beaucoup d'eau ; j'ai filtré & précipité, par le moyen de l'alcali fixe, une terre extrêmement blanche, qui, bien seche, pesoit vingt-cinq grains.

Quelques gouttes d'acide vitriolique jettées sur une partie de cette poudre, ont produit une effervescence qui me l'a fait reconnoître pour une terre calcaire.

Ce qui restoit sur le filtre ayant été de nouveau dissous dans de l'eau distillée, j'ai versé dessus de l'huile de vitriol, & ai ensuite filtré. Il est resté sur mon filtre une substance d'un gris obscur, presque noire, attirant aisément l'humidité de l'air, du poids de trente grains, seche, d'une forme saline, d'une saveur âcre, brûlante, que j'ai d'abord prise pour un sel alcali déliquescent ; mais, après un examen plus exact, je l'ai reconnue pour une combinaison de la partie excédente de l'acide minéral, avec la base terreuse de la sélénite. Des recherches plus suivies, des expériences répétées sur cette matiere, qui, dans une nouvelle analyse de ces eaux, s'est présentée à peu près sous la même forme, m'ont convaincu que cette substance étoit un composé, une combinaison particuliere de mars, de la base terreuse de la sélénite, d'un peu d'acide vitriolique, & de terre réfractaire. En effet, les acides minéraux employés dans le temps n'y ont causé aucune effervescence, & l'huile de tartre par défaillance aucun changement. La même matiere, & même la terre martiale obtenue dans la nouvelle analyſe que j'ai faite de ces eaux, traitées avec l'acide vitriolique & l'acali fixe *fluor*, ont également réſiſté à leurs atteintes.

Cependant, une partie de l'une & de l'autre, étendue, délayée dans de l'eau où j'avois ajouté de l'eſprit de vitriol & de la noix de galle, a, au bout de vingt-quatre heures, donné naiſſance à des cryſtaux bien formés de vitriol verd. Ce qu'il y a de ſingulier, c'eſt que cette matiere, qu'avant l'addition de l'acide vitriolique je n'avois pu diſſoudre dans l'eau, eſt reſtée tout auſſi inſoluble après, quoiqu'elle y ait beaucoup changé de conſiſtance & de forme. En effet, j'ai obſervé que la terre martiale, qui, dans l'eau même, avant l'addition de l'acide vitriolique, y étoit dure & de couleur d'ocre pâle, y avoit pris, quelques heures après, la confiſtance & la couleur du dépôt qui ſe fait dans l'encre.

La matiere qui, dans ma premiere analyſe, s'eſt trouvée très-déliqueſcente, & dans celle-ci beaucoup moins, a également pris, dans l'eau chargée d'acide vitriolique & de poudre de noix de galle, la couleur & la conſiſtance ci-deſſus déſignées. Toutes deux ſe ſont converties, après vingt-quatre ou trente heures, en beaux cryſtaux de vitriol verd. J'ai jetté l'eau au fond de laquelle étoient ces cryſtaux; &, dès que je me ſuis apperçu que le ſoleil commençoit à les faire tomber en effloreſcence, j'ai verſé deſſus de nouvelle eau qui, par le moyen d'un peu de noix de galle restée avec ces crystaux, a sur le champ pris une couleur de pourpre foncée. L'alcali fixe phlogistiqué, ajouté à cette liqueur avec un peu d'acide vitriolique, ont au même instant précipité en bleu de Prusse le nuage qui s'y étoit élevé.

Au reste, l'acide que j'ai dit plus haut, passé par le filtre, saturé avec l'alcali fixe, a laissé précipiter une terre martiale qui, séche, s'est trouvée peser dix-sept à dix-huit grains. Il résulte de ces expériences différentes fois répétées, que les eaux minérales de Saint-Santin contiennent de la sélénite, de la terre absorbante, une terre réfractaire, de la nature de celle qui sert de base à l'alun, & une bonne quantité de fer sous la meilleure forme.

SECTION II.

*Propriétés des Eaux minerales de
Saint-Santin.*

Malgré la modique quantité
des principes contenus dans ces
eaux, l'expérience a constamment
démontré qu'elles font douées
d'une énergie finguliere & de la
plus grande efficacité dans les
maladies.

Un gentilhomme de conftitu-
tion vigoureufe, après deux fortes
faignées & un purgatif approprié
à fon état, ayant voulu les prendre, fut obligé, deux ou trois jours
après les avoir commencées, à les
quitter, parce qu'elles lui avoient
caufé un flux de ventre dyffenté-
rique.

Un médecin du voifinage m'a
raconté

raconté qu'un de ſes malades, depuis long-temps tourmenté d'un dévoiement opiniâtre, en avoit été guéri par leur uſage comme par enchantement. Ces deux faits prouvent que ces eaux ſont puiſſamment toniques. Si elles ont produit des effets oppoſés en ces deux malades, c'eſt que dans le premier cas, les fibres inteſtinales étoient encore trop roides, trop irritables, & dans le ſecond trop relâchées.

Ces eaux ne ſont pas moins utiles pour atténuer, fondre, diviſer les humeurs épaiſſies, détruire leur cohérence & lever ainſi les obſtructions des viſceres. Elles ſont particuliérement efficaces contre les engorgements du foie qui ont donné lieu a un épanchement de bile. Pluſieurs perfonnes attaquées d'obftructions au foie & de jauniffe, en ont éprouvé des effets falutaires.

Je me rappelle avoir entendu dire à une dame de cette ville, que leur ufage, continué pendant plufieurs années, l'avoit enfin guérie d'un engorgement au foie, manifefté par une bile répandue.

Une jeune demoifelle âgée de huit à neuf ans, à qui, à la fuite d'une fievre tierce, il étoit furvenu un ictere ou épanchement de bile fur toute l'habitude du corps, & à qui, après une préparation convenable, j'avois confeillé qu'on fît prendre ces eaux, en a été auffi folidement que promptement guérie. Ce qu'il y a même de fingulier dans la cure de cette jeune perfonne, c'eft qu'ayant égard à fa délicateffe &

à son âge , j'avois recommandé
qu'on les lui fît prendre coupées
avec un tiers ou moitié d'eau commune, & que loin de passer ainsi
corrigées, elles l'incommoderent,
& n'opérerent l'heureux effet qu'on
en attendoit, que quand elles les
prit sans mélange.

D'après ces faits conformes à
la plus exacte vérité, en considé-
rant d'ailleurs la petite quantité
de substances minérales contenues
dans ces eaux ; comment pour-
roit-on concevoir que leur usage
pût produire de pareilles effets,
si elles n'étoient point imbues d'un
principe plus actif? L'auteur d'un
excellent *Traité de Matiere Médicale*
s'exprime ainsi à cet égard.

Aquæ Soteriæ acidulæ, propter
saporem suum acidulo-vitriolatum ita
dictæ, varia principia mineralia,

experimentis chemicis aliisque obser-
vationibus demonstranda, particulas
videlicet terreas, calcarias, seleniti-
cas, &c. & spiritum quemdam sub-
tilissimum sulfureo-acidulum in sinu
suo recondita fovent. Spiritus lau-
datus cum spiritu sulfuris volatili
Sthalii *convenit, & præcipuam aquis*
hisce activitatem largitur ; hinc illæ
etiam, perdito spirituoso hoc ele-
mento, vires suas excellentiores amit-
tunt, evadunt turbidæ, & varias mu-
tationes alias patiuntur (a).

L'on voit par ce passage, que si
les chymistes & les médecins ne
sont pas d'accord sur la nature de
l'esprit volatil des eaux minérales

(a) *Jo. Freder. Cartheuser, fundamenta*
Materiæ Medicæ, *editio nova, cur. Jo. Ca-*
rol. Desessarty, D. M. P. tom. 4, pag.
392 & 393.

acidules, ils s'accordent tous a
en reconnoître l'exiſtence , &
que les derniers ſur-tout conviennent unanimement que c'eſt ſpécialement dans ce principe que
réſident les principales propriétés
de ces eaux.

Au ſurplus, les eaux minérales
de Saint-Santin, par les différents
principes qu'elles contiennent ,
ſont, comme je l'ai déja dit, ſin-
guliérement toniques , c'eſt-à-dire
propres à ramener les fibres à ce
degré de reſſort qui tient le mi-
lieu entre l'excès de tenſion & de
relâchement. Elles ſont également
anti-ſpaſmodiques , abſorbantes &
apéritives. Ainſi ces propriétés
les rendent excellentes dans preſ-
que toutes les maladies chroni-
ques ; dans celles qui ſont entre-
tenues par des acides, par l'épaiſ-

fiffement des liquides, la lenteur
de leur circulation dans les vaiffeaux capillaires membraneux, &
par l'inertie ou relâchement des
folides : dans les cas où il s'agit
d'atténuer, de diffoudre la gluti-
nofité terreufe des humeurs, fondre la bile, divifer les fucs digef-
tifs qui ont acquis trop de confiftance, les glaires dont fouvent
les entrailles, & particuliérement
les voies urinaires, fe trouvent
farcies, d'ouvrir tous les couloirs,
de régler les ofcillations des fibres
motrices, de rétablir enfin l'ordre
dérangé des fécrétions, les excré-
tions, &c. *Si jam fimul confidere-
tur, inquit celeberrimus Swieten, ma-
gnum numerum morborum chronicorum in vifceribus abdominalibus fe-
dem fuam habere, & imprimis in
hepate, ut quod omnis fanguis veno-*

fus viscerum chylopoæticorum con-
fluit patebit ratio , quare adeo efficax
sit in morborum chronicorum curâ
aquarum medicatarum usus : magnâ
enim copiâ potatæ hæ aquæ , venis
bibulis intestinorum resorptæ citò , in-
tegris suis viribus pro magna parte
in venam portarum veniunt , & sic
per omnia hepatis loca distributæ
solvunt impacta vasa , obstructa refe-
runt (a).

Les eaux de Saint-Santin conviennent principalement dans les
dérangements de la digestion ,
dans les inappétences, les ai-
greurs, la surabondance de phleg-
mes, le relâchement ou la foi-
blesse de l'estomac, & dans plusieurs indispositions qui dépendent

---

(a) *Comment. in Aphorism. Herm. Boerh.*
tom. 3, pag. 346.

C iv

de la léfion de fes fonctions, telles que la migraine, les rots, le
hoquet, les flatuofités, les vents,
&c. Elles fourniffent de puiffants
fecours dans les obftructions des
différents vifceres de l'abdomen :
dans celles du foie, de la rate,
des glandes du méfentere, & des
voies urinaires.

Elles font conféquemment très-
efficaces dans l'hypochondriacif-
me, dans les affections mélanco-
liques, hyftériques, vaporeufes,
néphrétiques ou graveleufes; pour
prévenir le retour des coliques bi-
lieufes, pituiteufes & venteufes,
caufées par l'épaiffiffement & l'â-
creté de la bile, ou l'adhérence
d'une humeur glaireufe aux parois du canal inteftinal; dans les
fievres intermittentes, tierces &
quartes, dans les flux de ventre

invétérés, dans les palpitations, dans l'épilepsie (*a*), à la suite des attaques de léthargie & de paralysie : dans la suppression des regles comme dans leur excès, dans les fleurs-blanches, dans les chaudepisses, les gonohorrées virulentes, dont on veut rétablir ou arrêter l'écoulement, dans le chlorosis ou pâles-couleurs, dans la cachexie, & plusieurs autres maladies. Beaucoup de personnes peuvent attester qu'elles ont été guéries en peu de temps, par leur usage, de diarrhées rebelles aux autres remedes.

Je ne doute pas qu'elles ne fuf-

(*a*) *Vide Swieten Comment in Aphor. Boerh.* tom. 3, pag. 449.

Précis de Médecine de M. Lieutaud, tom. 1, pag. 348.

sent également propres aux personnes à qui, après le traitement
méthodique d'une gonohorrée vi-
rulente, il seroit resté un écoulement : ces eaux, en relevant le
ton des organes affoiblis, en raf-
fermissant les parties relâchées,
en tariroient bientôt la source.

Ces eaux sont spécialement salutaires aux malades dont la fibre
est relâchée. Ceux qui sont d'une
constitution seche, nerveuse, qui
ont les fibres tendues, qui sont
sujets aux crachements de sang,
qui toussent ou éprouvent une ar-
deur & une sécheresse de poitrine,
ne doivent jamais les prendre sans
l'avis de leur médecin. Dans tous
les cas même, on ne doit faire
usage des eaux minérales que d'a-
près le conseil de gens en état de
juger si elles conviennent au mala-

de & au genre de fa maladie. Souvent une maladie qui paroît fim-
ple fe trouve compliquée, & exige
que l'on prenne dans fon traitement des précautions qui ne peuvent être indiquées que par les
gens de l'art. Il eft donc prudent
de ne point ufer de ce remede fans
avoir appris de fon médecin fi l'on
doit en faire ufage, de quelle maniere il faut le prendre, & le ré-
gime que l'on doit obferver.

Il eft inutile de boire, comme
quelques perfonnes le font, quatre ou fix pintes d'eaux minérales
par jour; une ou deux pintes fuf-
fifent, trois pintes au plus. Une
dofe modérée pénetre dans les
fecondes voies, fuit le torrent de
la circulation, lave, délaye, di-
vife le fang, la lymphe, leve les
oppilations des glandes, & pro-

duit des effets falutaires. Une plus grande quantité au contraire, forçant les voies, fe fraye tout de fuite, comme la biere dont on a fait excès, une route par les conduits urinaires, & ne fert qu'à déterger, nettoyer les reins & les paffages de l'urine.

Il eft néceffaire de fe purger avant de prendre les eaux, mais les purgatifs ne font pas toujours indiqués après leur ufage. Ils ont l'inconvénient de faire ceffer l'effet des eaux, en enlevant les particules minérales paffées dans les fecondes voies, & détruifent par-là les effets qu'elles auroient pu produire long-temps encore après avoir ceffé d'en ufer.

Il eft fouvent néceffaire d'ajouter dans les eaux quelque fel cathartique, altérant ou diurétique.

On les rend de plus en plus utiles en variant ainſi leurs propriétés, ſelon les indications qui ſe préſentent pendant leur uſage.

C'eſt dans les mêmes vues qu'on les coupe avec du lait, du petit-lait, des infuſions, des décoctions, &c.

On peut prendre les eaux de Saint-Santin dans toutes les ſaiſons, lorſque le beſoin le requiert. Quand le temps eſt trop froid ou l'eſtomac trop ſenſible, on les fait chauffer au bain-marie dans une phiole à médecine, bien bouchée. Cette précaution eſt importante pour conſerver cet eſprit volatil qui eſt le principal agent des eaux minérales ſpiritueuſes.

Comme le fer, dans les eaux de Saint-Santin, y eſt autant pourvu de phlogiſtique qu'il peut en re-

tenir, & que le gas y eſt très-
abondant, elles ont l'avantage ſur
bien d'autres d'être tranſportables. Une perſonne de diſtinction
déboucha l'hiver dernier, en ma
préſence, deux bouteilles rem-
plies de cette eau, qu'elle gardoit
depuis trois ou quatre ans : elle
étoit de la plus grande limpidité;
quelques grains de poudre de noix
de galle lui donnerent en un inſtant une couleur purpurine très-
foncée, qui bientôt devint violette, & pour ainſi dire noire.

Ces eaux peuvent être ſubſti-
tuées dans tous les cas, & même
ſouvent avec avantage, à toutes
les eaux minérales ferrugineuſes
connues, parce qu'elles contiennent autant de fer que celles qui
en retiennent le plus, que celui
dont elles ſont chargées y eſt dans

le meilleur état possible, & que le fluide élastique y est très-abondant.

Une personne digne de foi m'a raconté qu'elle avoit donné l'année derniere, à un célebre apothicaire de Paris, une certaine quantité d'eau minérale de Saint-Santin & de Forges à examiner, sans désigner la bouteille qui contenoit celles de Forges, & qu'après avoir analysé l'une & l'autre avec soin, on lui avoit assuré que ces deux eaux contenoient à peu près les mêmes principes, & ne présentoient pas de différence sensible.

Cela se trouve parfaitement conforme à ce qu'en pense un sçavant minéralogiste, qui a fait à la source même l'analyse des eaux de la fontaine de Forges, appellée la *Cardinale*. Vingt - quatre pintes de ces eaux lui ont fourni deux grains de sel marin à base terreuse, dix-huit grains de mars, & huit grains de terre absorbante. On voit, dit-il, que ces eaux si célebres ne sont que des eaux ferrugineuses simples (*a*).

J'ajouterai, d'après l'analyse que le même chymiste en a également faite sur les lieux, que les eaux de Spa, si avantageusement connues dans le public, ne paroissent pas, ainsi que les eaux de Forges, avoir des propriétés qui different de celles de Saint-Santin, à en juger du moins par les résultas de l'analyse chymique (*a*). En effet douze pintes d'eau puisée à la fontaine de

***

(a) *Nouvelle Hydrologie, Eaux de Forges*, pag. 117—122.

(a) *Traité des Eaux minérales, Analyse des Eaux de Spa.* Page 149.

Pouhon, qui fournit la plus abondante eau minérale de Spa, ont produit huit grains de sel alcali fixe, treize grains de fer, & soixante-trois grains d'un mélange de terre calcaire, de la terre qui sert de base au sel d'Epsom, & de cette terre argilleuse qui, combinée avec l'acide vitriolique, forme l'alun.

Que doit-on penser des autres eaux minérales ferrugineuses, si, comme on le voit, les plus célebres de cette classe ne contiennent rien qui doive les faire préférer à celles de Saint-Santin ?

J'observerai pour les personnes qui voudroient les prendre sur les lieux, qu'il y a dans le voisinage des maisons pour y loger, & où l'on peut se procurer les commodités nécessaires. Au surplus, le fontainier eſt dans l'uſage de les porter à l'Aigle tous les matins, pendant la ſaiſon des eaux, en faveur de ceux qui aiment mieux les prendre à la ville qu'à la ſource.

CHAPITRE III.

Eaux minérales de Cernieres.

LA fontaine minérale de Cernieres eſt ſituée près du bourg de ce nom, dans un vallon entre deux petites rivieres & deux monticules. Ces eaux partent du monticule expoſé au nord, paſſent ſous le lit d'une de ces rivieres, & viennent ſe faire jour quelques pas au deſſous. Le baſſin où elles ſourdent a environ ſix pieds de profondeur & quatre ou cinq d'aire. Le ſeigneur du lieu l'a fait

conſtruire en pierres de taille &
couvrir d'un petit toit. Cette fontaine eſt à cinq lieues de l'Aigle,
à pareille diſtance de Bernai, &
à environ trois lieues d'Orbec.

La ſource eſt très-abondante.
Les eaux en ſont claires, très-froides & gaſeuſes ; elles ont une ſaveur de fer très-marquée, déſa-
gréable, même nauſéabonde. Elles
roulent tant d'ocre, que le fond
& les bords de leur baſſin, ainſi
que la rigole qui ſert de déchar-
geoir, en ſont remplis.

Si l'on eſt quelque temps ſans
tirer de l'eau de cette fontaine, ſa
ſurface ſe couvre d'une pellicule
colorée en bleu, verd & jaune.
Ces eaux minérales ſont très-fré-
quentées : elles ont joui dans tous
les temps, & jouiſſent encore dans
ce ſiecle, d'une célébrité très-mé-
ritée.

SECTION PREMIERE.

Expériences par les Réactifs.

Si l'on jette une pincée de poudre de noix de galle dans un verre de cette eau, elle prend en peu de moments une belle couleur pourpre, qui devient insensiblement foncée.

La lessive de la matiere colorante du bleu de Prusse n'y occasionne aucun précipité. Les acides minéraux, la dissolution mercurielle dans l'esprit de nitre, le sel de chaux, &c. n'y produisent aucun changement bien sensible. L'alcali fixe seul en précipite, au bout d'une heure, un peu de terre absorbante.

Soixante livres ou environ de cette eau, mises en évaporation dans des plats de terre vernissés,

ont à peine fenti les premieres atteintes du feu, qu'il s'y eft formé
une infinité de bulles qui font
venues fe crever à fa fuperficie.
Cette eau eft au même moment
devenue extrêmement trouble ; il
fembloit qu'elle alloit couvrir les
parois des vaiffeaux d'une grande
quantité de terre martiale ; cependant il ne s'eft formé aucun dépôt. J'ai rallenti le feu, pour m'af-
furer s'il n'étoit pas un obftacle à
la décharge de l'eau, mais en vain.
J'ai été enfin forcé de pouffer l'é-
vaporation jufqu'à ficcité pour
l'obtenir. Il ne s'eft préfenté vers
la fin aucune apparence de fels.
Le réfidu bien féché s'eft trouvé
pefer deux gros moins dix-huit
grains.

Quarante-quatre grains de ce
réfidu, traités par les voies ordinaires, ont produit

De terre calcaire très-blanche, 20 grains;

De terre abforbante ocreufe, 11 grains;

De terre martiale ou ferrugineufe, 9 à 10 grains.

SECTION II.

Propriétés des Eaux minérales de Cernieres.

Sur l'expofé des principes qui minéralifent ces eaux, affez femblables à ceux des eaux de Saint-Santin, il eft aifé de voir qu'elles doivent avoir à peu près les mêmes propriétés. On peut appliquer à l'efprit volatil dont elles font imbues, ce que Cartheufer dit de ce principe.

Spiritus fubtilis mobiliffimufque fulfureo - acidulus , qui , uti antea pridem dixi , princeps harum aqua-

rum elementum conflituit, majores, minores, minutiffimofque univerfi corporis canales promptè permeat, craffa, condenfata & coagulata penetrando ac commovendo, attenuat, infarctus & obftructiones vaforum, glandularum, vifcerum, &c. recludit, ceffantem partium folidarum ofcillationem & contractionem rurfus fufcitat, torpidamque vegetiorem reddit, & diaphorefin quoque auget, quin jufto regimine externo obfervato, profectò haud rarò fudorem movet (a).

Elles font également propres par leur principe martial à fortifier le ton des fibres, à rappeller leur élafticité, à divifer les humeurs trop denfes, & à diffiper

------

(a) *Freder. Cartheufer fundam. Mater.* Med. tom. 3, pag. 395.

les engorgements des viſceres ;
enfin, par la terre calcaire qu'elles
contiennent, à abſorber les aigres
des premieres voies.

Lorſque j'ai fait l'analyſe de
ces eaux, M. Elie, curé de Saint-
Aignan de Cernieres, chez qui
j'étois deſcendu, m'a raconté que
l'on voyoit encore, l'été précé-
dent, accrochées au hangard qui
couvre la fontaine, les béquilles
d'un malade que ces eaux avoient
guéri d'une goutte ſciatique, qui
depuis pluſieurs années l'avoit réduit à ne pouvoir plus ſe ſoutenir
ſans cet appui. Il a ajouté qu'il
tenoit de ſon pere, chirurgien
d'un bourg voiſin, que les mêmes
eaux avoient fait rendre à un de
ſes malades un ver ſolitaire long
de pluſieurs aunes.

Ces faits, & pluſieurs autres
dont

dont j'aurois pu groſſir ce chapi-
tre, démontrent qu'outre les vertus générales ci-deſſus énoncées,
ces eaux en ont encore de parti-
culieres que leur uſage ſeul peut
faire connoître.

Au reſte, ces eaux doivent être
priſes ſur les lieux; car, quoiqu'elles contiennent beaucoup de
fluide élaſtique, cependant, comme le principe martial ne me paroît pas y être en fort bon état,
je ne crois pas qu'elles ſoient
tranſportables. Ces eaux, comme
je l'ai obſervé, dépoſent une
très-grande quantité d'ocre : d'ailleurs elles ſont ſujettes à ſe trou-
bler dès qu'on en a tiré un ou
deux verres d'une bouteille; c'eſt
une marque, ou que leur principe
ſpiritueux eſt très-fugitif, ou que
leur mars eſt bien moins pourvu

D

de phlogiſtique que celui des eaux de Saint-Santin, ou qu'il le perd beaucoup plus aiſément.

Quoi qu'il en ſoit, l'on eſt forcé de convenir que ces eaux ſont ex-cellentes dans tous les cas où les eaux ferrugineuſes ſont indiquées.

CHAPITRE IV.

Eaux minérales de Gauville.

LA fontaine minérale de ce nom eſt ſituée au nord-oueſt & à trois lieues de l'Aigle, en pays plat, ſur le bord du grand chemin de la Ferté-Fraiſnel, dont elle eſt ſi proche, qu'il ſembleroit plus naturel de lui en faire porter le nom, que de de Gauville, qui en eſt éloigné de trois quarts de lieue.

Ses eaux ſe raſſemblent en un

trou, profond de sept pieds, sur six de large. L'eau croupissante ayant été soigneusement évacuée, la nouvelle m'a paru assez claire. Elle est gaseuse, & laisse sur les organes du goût une légere impression de fer. Cette fontaine est aussi connue très-anciennement; mais elle est beaucoup moins fréquentée que les précédentes, surtout depuis quelques années.

SECTION PREMIERE.

Expériences par les réactifs.

La noix de galle teint l'eau de Gauville en pourpre clair; l'alcali fixe y produit en peu de temps un précipité blanc. Le savon s'y décompose. Les autres mélanges ordinaires n'y causent aucune altération sensible.

D ij

Par l'évaporation.

Cent livres ou environ de cette eau, soumises à l'évaporation, ont fourni deux gros cinquante-six grains de dépôt qui s'est formé en diverses fois. Ces précipités ayant paru de la même nature, ont été mêlés. Vers la fin de cette espece de distillation, m'étant apperçu que la surface de l'eau étoit couverte d'une légere pellicule crystalline, que les parois du vaisseau étoient aussi chargées de floccons blanchâtres, j'ai ralenti le feu, & ai bientôt vu nager de petits crystaux qui avoient forme de nacelle. L'eau alors m'a semblé amere & aigre. J'ai porté le plat à la cave ; mais le lendemain, n'ayant trouvé que les mêmes crystaux, j'ai décanté & ai expo-

sé de nouveau cette eau sur les
cendres chaudes dans une assiette
de terre. Il s'est encore formé
quelques floccons salins blancs,
que j'ai pris pour de la sélénite,
& d'autres crystaux blancs aussi,
dont il étoit difficile de distinguer
la forme de crystallisation.

Enfin, le tout évaporé jusqu'à
siccité, a laissé sur l'assiette une
couche de floccons salins séléni-
teux, parmi lesquels on en distin-
guoit d'autres semblables à ceux
que je viens de désigner. Quelques gouttes d'alcali fixe, versées
sur une partie des crystaux, les a
dissous sans exhalaison remarqua-
ble. L'acide vitriolique a dégagé
de l'autre des vapeurs d'esprit de
sel très-sensibles ; ce qui indique
que le premier de ces sels étoit
de la sélénite, & le dernier du sel

marin à bafe terreufe. Près de quatre-vingts grains de réfidu traité par les voies ufitées, m'ont fourni :

De terre abforbante, cinquante grains ;

De terre martiale, dix - huit grains.

SECTION II.

Vertus des Eaux minérales de Gauville.

Il réfulte de ce qui vient d'être expofé, qu'outre les propriétés que ces eaux ont communes avec celles de Saint-Santin & de Cernieres, elles réuniffent encore celles d'être par leurs fels plus apéritives, plus réfolutives, & peut-être même un peu purgatives.

Ces eaux varient finguliérement.

J'ai appris par la tradition, qu'il
est des années où elles teignent si
fortement avec la noix de galle,
où elles paroissent si chargées de
fer, qu'on n'ose les prendre. Il
est des gens qui prétendent qu'elles contiennent des principes dangereux, & en redoutent les effets.
J'ai donné le plus grand soin à l'a
nalyse de ces eaux, afin de reconnoître si ces préjugés pouvoient
avoir quelque fondement. L'eau
croupissante & la boue étant soigneusement enlevées, j'ai moi-
même puisé l'eau nouvelle que j'ai
vu sourdre; je n'ai pas perdu de
vue la distillation; j'ai examiné
avec beaucoup de soin les différentes substances salines qui se
sont présentées à la fin de mon
opération; j'ai détrempé de nouveau & séparément la terre absor-
D iv

bante & la terre martiale que j'en avois obtenues; je les ai traitées avec différentes liqueurs, divers réactifs, pour m'assurer de leur nature, & je n'y ai rien découvert qui puisse en rendre l'usage suspect.

Feu M. le marquis de la Porte, & M. de Brugdal son fils, les ont prises sans en éprouver de mauvais effets : bien des personnes qui peuvent encore l'attester en ont usé avec succès.

Ce qui a sans doute donné lieu à la prévention de quelques personnes contre les eaux de Gauville, c'est qu'étant peut-être moins limpides que d'autres, elles ont passé plus difficilement, & sur-tout parce que les substances salines qu'elles tiennent en dissolution, trouvant des obstacles

dans leurs trajets , & n'étant
point aſſez abondantes pour opérer l'effet purgatif, peuvent irri-
ter les entrailles & cauſer des
gonflements qui , en gênant la
circulation ou donnant lieu à des
refoulements de ſang vers les parties ſupérieurs, ont fait croire à
ceux qui ont éprouvé ces acci-
dents, qu'elles contenoient quelque choſe de dangereux. Rien
n'eſt plus aiſé à lever que cet ob-
ſtacle ; il ſuffit d'ajouter ſur chaque pinte de ces eaux, quand on
reſſent ces ſymptômes , une doſe
convenable de quelque ſel cathartique, ou altérant , approprié à
la maladie & au tempérament du
malade. Elles ſeront alors toujours
également ſalutaires.

Des eaux minérales priſes ſans
que leur uſage ſoit indiqué, ſe-
D v

ront rarement de bons effets ;
mais elles en produiront presque
toujours de salutaires , lorsqu'elles
seront administrées à propos. Ce
n'est donc pas toujours aux eaux
qu'il faut s'en prendre quand on
n'en retire pas le soulagement
qu'on en desire.

CHAPITRE V.

Fontaine minérale d'Irai

CETTE fontaine minérale, exposée au sud de l'Aigle, porte le nom du village près duquel elle est située, éloigné de cette ville de trois lieues, & de Verneuil au Perche de quatre. Elle est placée au pied d'un monticule. Ses eaux, qui sourdent du nord, passent sous le lit d'une petite riviere, & se rassemblent, à quelques pas de celle-ci, dans un puits artistement construit, d'un pied & demi de diametre, & de trois à quatre de profondeur. Lorsque je me suis rendu à cette source, on n'y avoit pas puisé d'eau depuis l'année précédente. Sa surface étoit couverte de pellicules bleues,

jaunes & vertes, d'écume rouſſâ-
tre, & le fond du puits rempli
d'ocre. Je l'ai fait mettre à ſec;
l'eau nouvelle s'eſt trouvée très-
limpide, très-froide, d'une ſaveur
nauſéabonde, d'un goût de fer
très-marqué. Cette fontaine n'eſt
pas moins ancienne que les précédentes, quoiqu'elle ſoit moins
connue.

Section premiere.

Expériences par les réactifs.

La noix de galle & toutes les
ſubſtances acerbes, font prendre
ſur le champ à cette eau une couleur de pourpre foncée. Cependant une forte leſſive de la matiere colorante du bleu de Pruſſe,
n'y produit qu'un précipité rouſ-
ſâtre; mais ſi lon verſe de l'acide
vitriolique dans un verre de cette

eau, & qu'on y ajoute enſuite quelques gouttes d'alcali fixe phlogiſ-
tiqué, on obtient dans l'inſtant
un précipité, qui du verd paſſe
tout auſſi-tôt à la couleur parfaite
du bleu de Pruſſe. Ces expériences démontrent que le fer n'eſt
point dans ces eaux ſous la forme
vitriolique, mais qu'il y eſt pénétré tenu en diſſolution. Comme il
y eſt abondant & très-diviſé, il
fait bientôt prendre au ſirop de
violette une couleur verte. Le ſel
de chaux & les acides minéraux
n'y operent aucune altération.
L'alcali fixe *fluor* y forme un dépôt terreux de couleur griſe. Ces
eaux, de la nature des ſpiritueuſes,
ſont très-piquantes en été. J'en ai
emporté deux bouteilles, qui,
long-temps après, ſe ſont trou-
vées auſſi diaphanes & auſſi pro-

pres à colorer avec la noix de galle, que celles que l'on vient de puifer à la fource. Je ne doute pas qu'elles ne foient conftamment tranfportables, & fufceptibles d'être gardées auffi long-temps que celles que l'on conferve dans les bureaux diftribués dans les principales villes du royaume.

Huit à dix livres de cette eau, mifes en évaporation au bain-marie, ont fourni environ huit grains de réfidu brunâtre, dont j'ai féparé, par les manipulations connues, deux ou trois grains de terre abforbante, colorée par un peu d'ocre que je n'ai pu en détacher. Le refte, mêlé avec des matieres phlogiftiques, & foumis entre deux charbons au feu d'une lampe à émailleur, s'eft converti

en une substance noirâtre, du
poids d'environ quatre grains, qui
ressembloit beaucoup à du fer uni
avec des parties hétérogenes.

SECTION II.

Propriétés des Eaux minérales d'Irai.

D'après ce qui vient d'être observé, il paroît que ces eaux sont
de la nature des ferrugineuses acidules, où le mars est dans le
meilleur état possible. Leur usage
doit donc être utile dans les maladies où les eaux ferrugineuses
sont indiquées. Cette eau est si
limpide, le mars y est si divisé,
l'esprit volatil, le fluide élastique
si abondant, qu'on ne doit atten-
dre de leur usage que des effets
salutaires. Elles conviennent pres-

que dans toutes les maladies où
celles de Saint-Santin & de Cernieres font recommandées.

Cependant l'on doit convenir,
d'après l'expofé des principes
conftitutifs de celles de Saint-Santin, qu'elles ont dans quelques
maladies des propriétés que celles
d'Irai n'ont pas ; ou du moins,
qu'elles ne les ont qu'à un degré
plus foible. Celles de Saint-Santin paroiffent plus propres à ab-
forber les aigres des premieres
voies, à arrêter les flux de ventre,
les écoulements gonorrhoïques,
les fleurs-blanches, &c. Peut-être
celles d'Irai ont-elles l'avantage,
fur celles de Saint - Santin, de
pouffer plus fortement à la peau,
& de fournir des fecours plus
prompts, plus efficaces dans fes
maladies, telles que la gale, les
clous, les puftules, &c.

Quoi qu'il en foit, comme ces eaux doivent être rangées dans la premiere claſſe des eaux minérales ferrugineuſes acidules, elles peuvent être fubſtituées, dans le plus grand nombre des cas, à celles de Saint-Santin.

J'ai appris que pluſieurs perſonnes du voiſinage étoient, depuis quelques années, dans l'habitude de les prendre, & en avoient reſſenti de bons effets. Au reſte, cette fontaine eſt bien moins fréquentée qu'elle ne mérite de l'être.

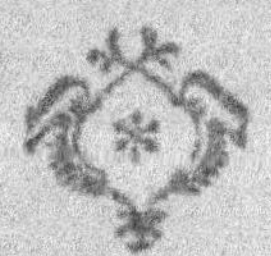

CHAPITRE VI.

Eaux minérales de Moulins-la-Marche.

LA fontaine minérale de Moulins-la-Marche, connue depuis plus d'un siecle, est située à un quart de lieue du bourg de ce nom, & à quatre lieues de l'Aigle vers l'ouest. Cette fontaine est placée à mi-côté d'une petite montagne entourée de tous côtés de monticules plus ou moins étendus. Ses eaux sourdent abondamment dans un bassin que le propriétaire du terrain a, depuis deux ans, fait construire & entourer d'une barriere de bois. Ces eaux roulent beaucoup de terre ocracée ; du reste, elles sont trèsdiaphanes, très-claires & très-froides. Elles n'ont qu'un très-léger goût de fer, & font foiblement gafeufes. D'ailleurs, elles ne different pas des eaux potables communes, même de celles que l'on tire des meilleures fources, car elles n'ont rien du tout de défagréable.

SECTION PREMIERE.

Expériences par les réactifs.

La noix de galle donne aux eaux de Moulins-la-Marche une couleur de pourpre qui tient plus du rouge que du violet. Toutes les autres expériences préliminaires tentées fur ces eaux, n'ont fourni d'autre réfultat qu'un précipité terreux, formé très-lentement par l'alcali fixe.

Par l'évaporation.

Cinquante-six livres, ou à peu près, de cette eau mise en évaporation, ont fourni un demi-gros seulement de résidu brunâtre, sans aucune apparence de cryſtalliſation.

Section II.

Propriétés des Eaux minérales de Moulins-la-Marche.

Ces eaux ont toutes les propriétés des eaux minérales ferrugineuſes ſimples, mais d'une maniere peu énergique.

Elles ſont propres à délayer les humeurs trop denſes, à réſoudre les engorgements récents des viſceres, à fortifier l'eſtomac & les entrailles, à rétablir le cours des regles, à tarir inſenſiblement les écoulements gonorrhoïques, les fleurs-blanches, &c. Il semble qu'une nature prévoyante ait varié ses opérations en raison de nos besoins.

Des personnes délicates, à qui des eaux minérales seroient nécessaires, & qui ne pourroient s'accommoder de celles de Saint-Santin, de Cernieres, &c. pourroient avec confiance faire usage de celles de Moulins-la-Marche.

M. Regnault, médecin du lieu où sont ces eaux, a bien voulu assister à mes opérations ; il les faisoit prendre alors à une dame qui en avoit déja fait plusieurs fois usage avec succès. Il n'y a pas d'années qu'il n'y ait en ce bourg, ou dans le voisinage, quelques personnes qui n'aient lieu d'être satisfaites de leur usage,

CHAPITRE VII.

Eaux minérales de Saint-Evroult.

LA fontaine minérale de Saint-Evroult, exposée au nord-ouest de l'Aigle, & distante de cette ville de trois lieues, est placée au bas d'une petite côte, à une demi-lieue du bourg de ce nom, célebre par une abbaye de Bénédictins. Ses eaux, qui sourdent du fond, sont reçues dans un bassin de forme quarrée, large d'un pied & demi, & profond de deux, que MM. les religieux ont fait construire en pierres de taille.

Comme cette fontaine n'avoit pas été fréquentée de l'année lorsque je m'y suis transporté, la superficie de l'eau étoit couverte d'une pellicule jaune, verte &

bleue, d'écume rougâtre, & le fond du baſſin chargé de terre ocreuſe.

Cette fontaine ayant été exactement tarie, la nouvelle eau m'a paru fort claire, d'une ſaveur peu différente de celle dont on ſe ſert dans le ménage pour boiſſon ordinaire. Elle eſt légérement gaſeuſe.

SECTION PREMIERE.

Expériences par les réactifs.

L'effet de la noix de galle a été lent à ſe décider, & n'a fourni qu'une couleur rouge claire.

Les autres expériences préliminaires pratiquées, ne m'ont rien appris d'intéreſſant.

Huit livres de cette eau, ſoumiſes à l'évaporation au bain-marie, m'ont produit un réſidu ſec du poids de sept à huit grains. Vers la fin de l'évaporation, il s'est attaché sur les parois du plat une pellicule blanchâtre, d'une apparence & d'une saveur saline, que j'ai prise pour de la sélénite.

Le résidu, traité par les voies de l'art, n'a fourni, pour ainsi dire, que de la terre absorbante d'une légere couleur d'ocre. Ainsi il est constant que ces eaux contiennent de la sélénite, beaucoup de terre absorbante, & très-peu de terre martiale.

SECTION II.

Propriétés des Eaux minerales de Saint-Evroult.

Sur cet exposé, l'on voit aisément que ces eaux ont beaucoup d'analogie avec celles de Moulins-la-Marche ; qu'elles ont à peu près

près les mêmes propriétés , &
qu'on peut conséquemment les
employer dans les mêmes cas.

La province de Normandie ,
sur-tout la partie haute, est remplie de sources d'eau minérale.
Comme la terre calcaire & la
marne, qui y sont très-abondan-
tes, sont toujours plus ou moins
imprégnées de mars, qu'il y a
d'ailleurs beaucoup de mines de
fer, il n'est pas possible que les
eaux des fontaines qui les ont la-
vées dans leur cours, ne s'en
soient chargées. Aussi, il y a peu
de ville en cette province, peu
de bourgs, qui n'aient quelque
fontaine minérale dans leur voisinage. Mais comme le sol varie
à quelques égards, comme l'esprit volatil, le fer & les autres
principes constitutifs des eaux mi-

E

nérales, ne peuvent être & ne font effectivement pas en toutes les mêmes, quant à leur quantité, leur qualité & leur combinaison, il s'ensuit qu'il y a beaucoup de choix dans l'usage que l'on doit faire de ces eaux.

La fontaine minérale de Saint-Santin est, parmi celles du voisinage de l'Aigle, celles dont les eaux sont les plus limpides, où le fluide élastique est le plus abondant & se soutient le plus long-temps ; celle où le principe martial est le plus pourvu de phlogistique, & où conséquemment le fer est dans le meilleur état ; celle que l'expérience a démontrée la plus recommandable ; celle enfin dont on doit préférer l'usage dans les maladies auxquelles les unes & les autres peuvent convenir.

POST-SCRIPTUM.

Malgré le soin que j'ai donné aux analyses des eaux minérales dont j'ai parlé en cet ouvrage, je suis bien éloigné de croire que j'aie rendu les choses exactement telles qu'elles sont dans la nature. Je sçais trop qu'il est bien difficile de porter ce genre de travail au degré de perfection dont il est susceptible, pour me flatter d'y être parvenu. J'ai répété trois fois l'analyse des eaux minérales de Saint-Santin, en des années & des saisons différentes ; cependant j'en ai toujours obtenu à peu près les mêmes résultats.

Ne pouvant m'imaginer que ces eaux continssent autant de terre absorbante que j'en ai trouvé, au contraire fortement persuadé que

la plus grande partie de cette terre
étoit le produit de la décompoſi-
tion de la ſélénite, ou autre ſel
à baſe terreuſe, j'ai varié chaque
fois mes expériences pour éclair-
cir mes doutes, mais en vain ; je
n'ai jamais pu me conviancre de
cette vérité. Il eſt donc très-dif-
ficile de s'aſſurer du véritable état
des diverſes ſubſtances retenues
dans les eaux. Les réactifs & le
feu ont également des inconvé-
nients. Mais, quoi qu'il en ſoit, ſi
l'analyſe ne fournit pas toujours,
ſur l'état des principes conſtituants
des eaux minérales, des notions
auſſi exactes qu'on pourroit le
deſirer, les principales propriétés
de ces eaux ſont ſi bien connues,
qu'en comparant les produits de
l'analyſe des eaux aux effets qu'elles operent dans nos corps, l'on

peut se flatter de reconnoître, à
très-peu de chose près, les diverses substances minérales qu'elles contiennent, sous quelle forme
elles s'y trouvent, & comment
elles y sont combinées.

F I N.

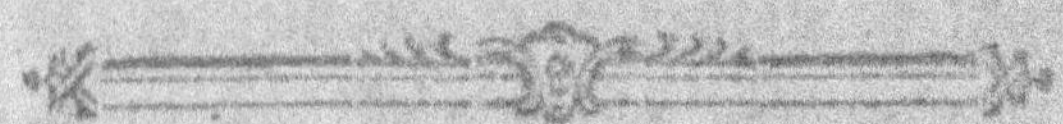

TABLE

(103)

Fin de la Table.

CATALOGUE.
LIVRES LATINS.

A.

ANti Lucretius, sive de Deo & natura. Libri novem, Cardinalis de Polignac Opus posthumum, 8vo. 2 *vol*. *Amst*. 1748. 25½ feuilles, *f* 1 : 10

Anti Machiavellus sive Specimen disquisitionum ad Principem Machiavelli, 8vo. *Amst*. 1743.

Arithmetica Universalis sive de Compositione & resolutione Arithmetica. Auctore Is. Newton, cum commentario Johannis Castillionei, 4. 2 *vol*. *Amst*. 1761 à 1764. 96½ feuilles, 38 Planches, 2 Vignettes, *f* 10 : 10.

B.

BArtholini Epistolarum Medicinalium Centuriæ, 8vo. 5 *vol*. *Hagæ* 1740. 145 feuilles, 4 Vignettes, *f* 4 : -

Bernoulli (Johannis) Opera Omnia, 4. 4 *vol*. *fig*. *Lauf*. 1742. 480 feuilles.

Biblia Sacra vulgatæ Editionis, fol. 2 *vol*. *Parisiis* 1731.

Bibliotheca Botanica sive Catalogus authorum & librorum, 4. *fig*. *Hagæ* 1740.

C.

CAtechesis Religionis Christianæ, 8vo. *Amstel*. 1733. 4 feuilles, 3 fols.

Calda (Francisci de) Pereyra & Castro, opera omnia juridica, fol. 7 *vol*. Colon. Allob. 1745.

Castrucci Bonamici de rebus ad velitras gestis commentarius. Editio nova curante Cornelio Valerio Vonck, 8vo. *Amst*. 1758. 5⅝ feuilles, 1 Vignette, 10 fols.

Codex Theodosianus, fol. 7 *vol*. *Lipsiæ* 1736. 1070 feuilles, *f* 45 : -

Codices Manuscriptorum Bibliothecæ Taurinensis, fol. 2 *vol*. *Torino* 1749. gr. pap. *f* 30 : -

Corpus Juris Canonici Lancelot, fol. 2 *vol*. *Taurini f* 16

Ciceronis Opera, par d'Olivet, 4. 9 *vol*. *Geneve* 1758.

Canisii Thesaurus Monumentorum Ecclef. & Historiq. fol. 7 *vol*. *Amst*. 1725.

D.

DAmmi (Christ. Tobias) novum Lexicon Græcum Etymologicum & Reale, 4. 2 *vol*. *Berolini* 1765.

De Bochat (Loysii) Epistolica dissertatio, qua declaratur Lapis antiquus in Loco ubi quondam Lausanna fuit, 4. *Lausanna* 1751. 10 feuilles.

C

CATALOGUE.

Drieberge (Johannis) Theologia inter remonstrantes Professoris de Prædestinatione & Gratia liber, 4. *Amst.* 1744. 35 feuilles, *f* 1 : 10.

——————— libri duo, unus de Bonis novi Fœderis & futuro Hominum statu, alter de Baptismo & S. Cæna, 4. *Amst.* 1746. 50 feuilles, *f* 2 : —

Ducange, Glossarium &c. fol. 6 *vol. fig. Parisiis*, 1733 à 1736.

E.

E Pistolarum obscurorum virorum ad Dom. M. Ortuinum gratium, Volumina II. &c. 12. *Londres* 1742. *f* 1 : 10.

Eutropius (Flavius) Breviarium Historiæ Romanæ in usum Juventutis Scholasticæ adornatum à J. E. Bertrand. 8vo. Novi-Castri. 1762.

F.

F Abulæ Phadri. 12. *Amst.* 1716.

Fermolini Opera. *fol.* 14 *vol.* Cologne. 1741.

G.

G Azophilacium Linguæ Persarum, triplici Linguarum Clavi Italicæ, Latinæ, Gallicæ, Reseratum. *fol.* gr. Papier. *Amst.* 1684.

Grammatica Hebraica-Caldaica 4to. 4 *vol. Par.* 1724-1746.

Grævii Thesaurus Italiæ & Siciliæ Compl. 45 *vol.* gr. pap.

——————— idem ——————— petit pap.

——————————————— Italiæ, faisant tom. 4 à 9 part. VIII. gr. pap. 24 *vol.*

Grotius (Hugo) de Jure Belli ac Pacis, c. n. var. Commentariis Henrici de Cocceii, nec non Introductione San. de Cocceii, Henrici filii Opus. 4to. 5 *vol. Lauz.* 1751. 427 feuilles *f* 34 : —

——————— Opera Omnia. *fol.* 4 *vol. Basileæ* 1732.

Guazzini Opera Omnia Juridica, Criminalia & Moralia &c. *fol.* 4 *vol.* 1738.

H.

H alleri Disputationes Chirurgicales 4to. 5 *vol. fig. Lausannæ.* 1756.

——————— Disputationes ad Morborum Historiam & Curationem facientes 4. 6 *vol. Lausanna.* 1757.

——————— Opera minora. 4. Tom. 1.

Heineccii Opera 4. 8 *vol. Genevæ.* 1746.

Heisterii Institutiones Chirurgicales. 4to. 2 *vol. fig. Amst.* 1701.

Historia Morborum, 4. *Lausanna*, 1746. *f* 3 : 10.

ne Matheseos usus universalis, 4. Rostochii 1761. fl. li-
Euleri (Leonh.) Scientia Navalis seu tractatatus de
construendis ac dirigendis Navibus, 2 vol. 4. Petrop. 1749. ƒ 14: -
———— ej. Tentamen Novæ Theoriæ Musicæ, 4. Pe-
prop. 1739. fl. 3: 10.
———— Dioptricæ pars prima, continens Librum pri-
mum de Explicatione Principiorum ex quibus construc-
tio tam Telescopiorum quam Microscopiorum est pe-
tenda, 2 tomi 4. Petropoli 1769. ƒ 14: -
———— Introd. in Analysin Infinitorum, 4. 2 vol.
Lauf. 1748. ƒ 10.
———— Methodus inveniendi lineas curvas maximi
minimive proprietate gaudentes, 4. Lauf. 1744. ƒ 5.
———— Mechanica, sive Motus scientia analytice ex-
posita, 2 vol. 4. Petrop. 1755. ƒ 12: -
———— Institut. Calculi differentialis, cum ejus usu in
Analysi Infinitorum ac doctrina Serierum, 4. Petrop.
1755. ƒ 11: id. integralis ƒ 16.
———— Theoria Motuum Planetarum & Cometarum,
4. Berolin. ƒ 2: 6.
———— Theoria motus Lunæ, 4. Petrop. 1772. ƒ 11: -
———— Theoria motus corporum solidorum, 4. Ro-
stock ƒ 6: -
Euleri (Joh. Alb.) de Motu vertinis Planetarum, 4.
Petrop. 1760. 12 fl.
———— de Machinis Hydraulicis, 4. Gottinge 12 fl.
Euleri (Laur.) Opuscula Varii Argumenti, 4. 3 vol.
Berlin 1746. ƒ 6.
Eurenii (Jo.) Atlantia Orientalis, 8. Berol. 1764. 12 fl.

F.

Frobesii (Jo. Nicolai) Polyhistor Heliographicus sive so-
laris, quo Memorabilia quævis Doctorum de Sole O-
pera secundum temporis ordinem peransita dilucidan-
tur, 4. Helmst. 6 fl.

G.

Gooden (A. P. Jac.) Trigonometria plana & sphærica,
8. Leod. 10 fl.
Grandi (D. Guid.) Sectionum conicarum synopsis addi-
tamentis, Scholiis, corollariis & Schematibus aucta
A. D. Octaviano Cametti 8. Florentiæ. 16 fl.
's Gravesande (J. G.) Elementa Mathematica; sive
Introd. ad Philos. Neutonianam Experimentalis, 2 vol.
4. Lugd. Bat. ƒ 18: -
———— Philosophiæ Newtonianæ Institutiones, 8.
Leidæ 1744. ƒ 2: 16.

A 2

Gre-

Gregorii (Davidis) Astronomiæ Physicæ & Geometriæ
Elementa, 2 vol. 4. Genevæ 1726. ƒ 11 : -
Guglielmini (Dom.) Opera omnia Mathematica, Hydrau-
lica, Medica & Physica, acced. Vita Auctoris à Joh.
Bapt. Morgagni scripta, cum fig. & Indic. necessar. 4.
3 vol. Genevæ 1719. ƒ 10.

H.

Halleii (Edmundi) Tabulæ Astronomicæ, accedunt de
usu Tabularum præcepta, 4. Lond. 1749. ƒ 14 : -
Hausen (Chr. Aug.) Elementa Matheseos, 4. Lipf.
1734. ƒ 2 : 5.
Hell (R. P. Max. S. J.) Elementa Arithmeticæ Nu-
mericæ & Literalis, 8. Viennæ 1761. ƒ 1 : 5.
—— ej. Observationes astronomicæ ab Anno 1717.
ad annum 1752. Peckini sinarum factæ & ab Aug.
Hallerstein collectæ, 4. Vindobonæ 1768. ƒ 6 : -
———— Ephemerides Astronomicæ ad Merid. annum Vin-
dobonensem Variis Annis. 8. ƒ 2 : -
Hennert (Joh. F.) Elementorum Matheseos Puræ, A-
rithmeticam, Geometriam & utramque Trigonometri-
am complectens Vol. tria 8. cum figuris. Traiecti
ad Rhenum 1766. & seq ƒ 4 : 10.
———— Cursus Matheseos adplicatæ, vol. I, II, III,
IV. cum fig. 8. Traj. ad Rh. 1768. &c. ƒ 7 : 12.
Hentschii (J. J.) Philosophia Mathematica, complec-
tens Methodum cogitandi ex Euclide restitutam co-
namina duo priore Ed. Secunda aucta & emend. 8.
Lipf. 1756. ƒ 2 : -
Hospitalii (March.) Calculi Infinitisimales seu differen-
tiales, 4 Viennæ 1764. ƒ 2 : 10.
Horrebowii (Petri) Opera Mathematico-Physica, 3 vol.
4. Hafniæ 1740. ƒ 10 : 10.
Huberti (P. Franc.) Institutiones Mathematicæ, 2 vol.
8. Ffurt ad Mön. 1752. ƒ 1 : 16.

K.

Kaestneri (Abr. Got.) æquationum speciosarum resolu-
tio per series ope parallelogrammi Newtoniani, 4. Tubingæ 1765. 15 ß.
Karsten (W. J. G.) Mathesis Theoretica Elementaris
atque sublimior, 8. Rost. 1760. 8 ß.
Kirch (Christ.) Observationes Astronomicæ Selectiores
in Observatorio Regio Berolinensi habita, 4. Berlin
1730. ƒ 9 -

L.

Lambert (J. H.) Insigniores orbitæ Cometarum proprie-
tates, 8. Augustæ Vindel. 1761. 16 ß.

Leib-

Leibnitii (Gottl. Gul.) & Joh. Bernouillii Commercium
Epistol. Philosophicum & Mathematicum, 2 vol. cum
fig. 4. Lauf. & Genevæ 1745. *f* 19: -
Leibnitii Opera omnia in VI tomos distributa, cum vo-
lumine Operum Posthumorum, VII. vol. 4. *f* 48: -
Lulofs (Joannis) Introductio ad cognitionem atque usum
utriusque Globi, 8. Leidæ 1763. 16 st.

M.

Manfredius (Eustachius) de Gnomone Meridiano Bono-
nienfi, deque observationibus Astronomicis eo in-
strumento ab ejus constructione ad hoc tempus per-
actis, 4. Bonon. 1736. *f* 5: -
Manilii (M.) Astronomicon ex recens. Rich. Bentleji, 8.
Argentor. 1767. *f* 3: -
Manilii Astronomicon, accessere Chr. Cellarii Rudimen-
ta astronomica, Dav. Gregorius de stellarum ortu &
Jul. Pontedera de Manilii Astronomia, Patav. 1743.
15. st.
Maresiphili Otia Mathematica, 8. fig. Salisb. 1719. *f* 1: -
Mayen (Joh. Jac.) Mathematicorum in Litore Baltico
Monumenta Academiæ Butzoviensis, 4. Sedini 1761.
9 st.
Mayer (P. Chr.) Pantometrum Paceccianum seu Instru-
mentum novum pro elicienda ex una statione distan-
tia Loci inaccessa, fig. 4. Manh. 1768. 15 st.
Menstrua (de) Solis parallaxi Senis Observata Exercita-
tio Astronomica, habita in Collegio Romano Soc. Je-
su a P. P. ejusd. Societ. An. 1764. 4. Romæ 9 st.
Miscellanea Philosophico-Mathematica Societatis privatæ
Taurinensis, 2 tomi 4. Aug. Taurin. 1759—1762. *f* 10: -
Motu (de) Gravium Rectilineo, in Medio resistento
Exercitatio Mechanica, habita in Collegio, Romano
à P. P. Soc. Jesu Ao. 1763. 4. Romæ. 8 st.

N.

Newtoni (Isaci) Tractatus de quadratura curvarum, in
usum studiosæ juventutis mathematicæ explicationibus
illustratus à Dan. Melander, 4. Upsal 1762 *f* 1: 12.
———— Principia Mathematica Philosophiæ Naturalis, perpetuis commentariis illustrata, communi studio
le Sueur & Jaquier, 3 tomi 4. Genevæ 1742. *f* 22: -
———— Opuscula Mathematica Philosophica & Philo-
logica, collegit, partimque Latine vertit ac recensuit
Jo. Castillionus, 3 vol. 4. Lauf. 1744. *f* 16: -

P.

Polo (J. F.) sex priora Euclidis Geometrica Elementa,
denuo cum clarioribus authorum demonstrationibus,

 una-

unaque cum brevissimo proportionum tractatu in gratiam studiosæ juventutis edita &c: 8. Bononiæ 1684. ƒ 1: -

R.

Riccati (Vinc.) de Usu Motus tractorii in constructione Æquationum differentialium Commentarius , 4. Bonon. 1752. fig. 14 st.

Rieger (Christ.) Universæ Architecturæ Militaris Elementa , brevibus recentiorum observationibus illustrata conscripta , 4. Vindobonæ 1759. cum fig. ƒ 5: -

Rumouski (Steph.) brevis expositio Observation. Veneris per solum , 4. Petrop. 1762. 6 st.

S.

Schulzianum inveniendi Maris longitudinem Consilium traditum a Stendero ; membrum 1 & 2. fig. 4. Hafniæ 1764. 16 st.

Segneri (Jo. Andr.) Cursus Mathematicus , V. Tomi, cum fig. , 8. Halæ 1756 ——— 1769. ƒ 7: 10.

Sigorgne (Petri) prælectiones Astronomicæ Newtonianæ edit. Boeking c. fig. 8. Tubing 1769. ƒ 1: -

T.

Tacquet (Andr.) Elementa Geometriæ & Arithmeticæ cum notis Nicol. Martini, 8. Mediolani 1741. 2 vol. fig. ƒ 3 : 5.

Trigonometriæ Planæ & Sphæricæ Synopsis, 8. Napol. 1753. ƒ 2: -

V.

Vlacq (And.) Tabulæ Sinuum & Tangentium , editio nova & emendata a Joh. Jac. Hentschio , 8. Francf. 1757. ƒ 1: 10.

W.

Weidleri (Jo. Frid.) Bibliographia Astronomica , temporis quo Libri vel compositi , vel editi sunt, ordine servato, ad supplendam & illustrandam Astronomiæ Historiam digesta. accedit Histor. Astronom. supplementum, 8. Wittemb. 1755. 13 st.

——— ej. Historia Astronomiæ sive de Ortu & Progressu Astronomiæ, Liber singularis, 4. ibid 1741. ƒ 3: -

——— Institut. Geometriæ subterraneæ. Edit. altera, cum fig. , 4. Wittemb. 1751. 15 st.

——— Institut. Astronomiæ, selectis Observationum & calculorum exemplis illustratæ cum fig. Æneis , 4. Wittenb. 1754. ƒ 3 : -

——— Institutiones Matheseos selectis observationibus illustratæ in usum prælectionum Academicarum , 8. fig. ibid. 1759. ƒ 3: -

Wid.

Widderi (Frid. Adami) dissertatio Philosophica de Hy-
lozoismo & Leibnitianismo, 4. Groning. 1758. 10 st.
Wolff (Christ.) Tabulæ sinuum atque tangentium tam
naturalium quam artificialium una cum logarithmis
numerorum vulgarium &c: 8. Lipsiæ 1755. 18 st.
—————— Meleremata Mathematico Philosophica, cum erudito
orbe litterarum commercio communicata, 4. Halæ
1755. ƒ 3: -
—————— Cosmologia Generalis, 4. Ffurt. 1737. ƒ 2: -
—————— Elementa Matheseos universæ, 5 vol. 4. Halæ
1742. ƒ 20: -
—————— Compendium Elementorum Matheseos Universæ. 8. 2 vol. Lauf. 1758. ƒ 4: 10.
Wolffianarum Prælectionum in Mathesin & Philosophiam
Universam, &c. Halæ 1755. 9 st.
Wurtzelbauer (Jo. Phil.) Uranies Noricæ Basis Astrono-
mico - Geographica, fol. Norimb. 1697. ƒ 2: 4.

Z.

Zeplichal (Ant.) Geometria Curvarum ad Physicam ad-
plicata 8. Vratislaviæ 1769.

LIBRI PHILOSOPHIÆ NATURALIS ET PHYSICÆ EXPERIMENTALIS.

BAmbacari (Nicol.) Tentamen de vi Electrica ejusque
Phænomenis in quo Æris cum corporibus universi
æquilibrium proponitur, 8. Neapoli 1749. ƒ 1: 10.
Bauer (Fulgent.) Dissertatio experimentalis de Electricitatis Theoria & usu, 8. Viennæ 1767. 11 st.
Becheri (Jo.) Joachim) Physica subterranea profundam
subterraneorum genesin & Princip. hac usque ignota
ostendens opus sine pari 4. Lipsiæ 1738. ƒ 2: 15.
Benvenuti (P. Caroli) Dissertatio Physica de Lumine
ex Editione Romana Anni MDCCLIV recufa, 4.
Vindob. 1761. cum fig. 14 st.
Bernouilli (Dan.) Hydrodynamica sive de viribus & Mo-
tibus fluidorum Commentarii, 4. Strasb. 1773. ƒ 5: -
Boscovichii (P. Rog. Jof.) Philosophiæ Naturalis Theoria, redacta ad unicam Legem virium in Natura exis-
tentium, 4. fig. Viennæ 1759. ƒ 2: 4.
Bougueri (D.) Optica, de diversis luminis gradibus
dimetiendis, Opus posthumum in lucem à J. de la
Caille, cum fig. 4. Viennæ 1762. ƒ 2: 2.
Buddei (Jo. Franc.) Elementa Philosophiæ Instrumen-

ralis, feu Inftitut. Philofoph. Electicæ, 2 vol. 8.
Halæ 1725. ƒ 1: 4.

G.

Gefneri (Joh.) Tractatus Physicus de Petrificatis in II.
partes. 1 Petrificatorum differentiis, & eorum varia
origine. 2 Petrificatorum variis originibus, præci-
quarumque Telluris mutationum teftibus, 8. L. B.
1758. 12 ft.

s Gravefande (G. J.) Inftitutiones Philofophiæ Newtonianæ, 8. Leidæ 1744. ƒ 2: 16.

H.

Hænovii (Mich: Chr.) Opufcula, continentia Differtatio-
nes publicæ antea habitas editasque &c. editore Ti-
tio, 4. 2 partes Halæ 1761. ƒ 2: 10.

Hermanni (Jacobi) Phoronomia five de viribus & Moti-
bus Corporum folidorum & fluidorum Libri duo, 4.
Amft. 1716. ƒ 5: -

Hefteri (Jo. Car.) Mufeum Difputatorium physico-medi-
cum tripartitum, 4. Zittaviæ 1763. 10: 10.

Hollmanni (Sam. Chrift.) Philofophiæ Naturalis primæ
lineæ, 8. Gottingæ 1753. ƒ 1: -

―――― Commentationum in Regia fcient. focietare
inde ab Ao. 1756. recenfitorum fylloge, 4. fig. Gotting
1762. ƒ 2: 10.

K.

Keil (Jacob) Tentamina Medico-Physica, Ed. Nov.
Lugd. Bat. 1720. ƒ 1: 12.

Krafft (Georg. Wolfg.) Prelectiones Academicæ in Phyfi-
cam Theoreticam &c. 8. Tubingæ 1761. ƒ 3: 10.

―――― Experimentorum Phyficorum Præcip. brevis de-
fcriptio, 8. Petrop. 1738. ƒ 1: 8.

Krugeri (D. Io Gottl) Philofophia Naturalis experimentis confirmata, 8. Hallæ 1753, cum fig. ƒ 2: 12.

M.

Mac Laurin (Colini) Expofitio Philofophiæ Newtonianæ,
ex editione Parifina, D. Lavirotti in Latinum converfa
a Georg. Falck, 4. Vindobon. 1761.

Muffchenbroek (P. van) Compendium Phyficæ experimentalis confcriptum in ufus Academicos, 8. Lugd.
Bat. 1762. ƒ 3: -

―――― Introductio ad Philofophiam Naturalem, 2 vol.
4. Lugd. Bat. 1762. ƒ 16: -

N.

Newtoni (If.) Principia Philofophiæ Naturalis perpetuis
commentariis illuftrata, communi ftudio Le Sueur & Jaquier, 3 tomi 4. Genevæ 1743. ƒ 22: -

O.

Odé (Jacobi) Principia Philofopiæ Naturalis, 2 vol. 4.
Ultr. 1727. fig. ƒ 8 : -

P.

Ploucquet (Gothofr.) Principia de fubftantiis & Pheno-
mcnis, 8. Lipf. 1764. ƒ 1 : 2.

R.

Rieger (Joan. Chrift.) Introductio in Notitiam Rerum
Naturalum & Arte factarum, 4 vol. 4. Hag. Com.
1743. ƒ 12: -

S.

Scarella (Jo. B.) de Magnete Libri quatuor. 2 tom. 4.
Brixiæ 1759. ƒ 45 : -
Sendelii (Mathan.) Hiftoria fuccinorum, corpore aliena
infolventium & naturæ opere pictorum & cælatorum,
ex Auguftorum Cimeliis Dræsdæ conditis æri infculp-
torum confcripta, cum fig. fol. Lipf. 1742. ƒ 12: -
Swedenborgii (Eman.) Opera Philofophie & mineralia,
tres tomi cum fig, fol. Dresdæ & Lipfiæ 1734. ƒ 32:-

T.

Thumigii (Lud. Phil.) Inftitutiones Philofophiæ Wolffianæ
in ufus Academicos, 8. 2 vol. Ffurt. 1746. ƒ 2: -

W.

Winkleri de Avertendi fulminis artificio ex doctrina
electricitatis differit atque ad trigam Orationum Me-
moriæ Hcinricianæ, Ridelianæ & Seyffertianæ Sacrar.
in Auditor: Philof. 15 Sept. 1753. recit. 4. Leipl. 6 lt.
Wolff (ej.) Philofophiæ naturalis feu physicæ dogmaticæ
4 tomi continentes Geologiam, Biologiam, Phytologiam
generalem & Dendrologiam & arborum fcientiam.
Auctore M. Chr. Hanovio. 4. Halæ 1766. ƒ 16: -

LIBRI PER ACADEMIAS AUT ALIAS LITERARIAS SOCIETATES EDITI.

Academiæ S. R. Imp. Leopold. Carol. Naturæ Cu-
riofor. Hiftoria confcr. a A. El. Buchnero, 4. Halæ 1755. ƒ 5: 10.
Acta Phyfico-Medico-Academiæ Cæfareæ Naturæ Curioforum exhibens Obfervationes hiftoricas & experim. a
celeb. Germaniæ & exterar. Regionum viris cum plu-
rim. fig. X vol. 4. Norimb. ƒ 50: -
Acta Nova Phyfico-Medica, Academiæ Cefareæ naturæ
curioforum Tomus I—IV. 4. Fig. Norimb. 1761 ad
1769. ƒ 25: 3.

Acta

Acta Helvetica Physico - Mathematico - Anatomico-Bota-
nico - Medica, Vol. VII. fig. 4. Bafil. 1762. *f* 4:
Acta Eruditorum Lipfienfia publicata, tam veterum quam
novorum, variis Annis *f* 4: -
————— ej. fupplementum vetus volumina X. *f* 30: -
————— Supplementoum novorum Volumina VIII. *f* 24: -
————— id. tam primorum quam novorum nec non fup-
plementorum Indices decenniæ VI. à *f* 18: -
Acta Societatis latinæ Jenenfis editæ a J. E. J. Wal-
chio, 8. Jenæ 5 tom. *f* 5: 10.
Acta Litteraria regni Poloniæ & Ducatus Lithuaniæ a
Mitzlero, 4. Lipf. Anni 1755. IV. Trim. & 1756. III.
Trimeftr. *f* 2: 16.
Acta Societatis Regiæ Scientiarum Upfalienfis, Anni
1740—1750. *f* 13: 15.
Acta Academiæ Theodoro-Palatinæ, 3 vol. 4. Manh.
1766. & 1773. *f* 18: -
Acta Philofophico-Medica Societatis Academiæ principa-
lis Haffiæ, 4. Ffurt. 1771. *f* 1: 6.
Actorum Academiæ Electoralis Moguntinæ fcientiarum
utilium quæ Erfordiæ, Volumina duo, 8. Erfurth 1757
& 1761. *f* 3: 4.

C.

Commentarii de Bononienfi Scientiarum & Artium In-
ftituto, atque Academia, V Tomi in 8 partibus, cum
fig. 4. Bononiæ 1748. 1767. *f* 64 :
————— Novi Academiæ Scientiarum Petropolitanæ,
4. cum figur. Petropoli 1761. XVI vol. *f* 128: -
Commentarii Academiæ Scientiarum Petropolitanæ, 4.
XVI vol. Petrop. *f* 128: -
————— Societatis Regiæ Scientiarum Gottingenfis, 4
vol. 4. *f* 20: -
————— Novi Societatis Regiæ Scientiarum Gottin-
genfis, Tomus I, II, III, IV. ab anno 1769 ad 1774.
Gottingæ 4. *f* 6: 10 quilibet tomus.

H.

Hollmanni (Sam. Chrift.) Commentationum in Reg.
Scient. Societate inde ab Ao. 1756. Recenfitarum Syl-
loge cum Tab. Æneis, 4. Gottingæ 1762. *f* 2: 10.

M.

Mifcellanea Philofophico-Mathematica Societatis privatæ Taurienfis, 2 tom. cum fig. 4. Aug. Taurinor.
1759—1762, *f* 10: -

CATALOGUE.

Historiæ Selectæ e Profanis Scriptoribus & e Veteri Testamento. 12. 3 *vol. Taurini.* 1741.

Hobbes Elementa philosophica de Cive. 12. *Amst.* 1742.

Hofmanni Opera Omnia. *fol.* 11 *vol. Geneve,*

Hoppius ad Institutiones Justinianeas. 4to. *Lipsiæ.* 1736. 150 feuilles.

Huetii de Imbecillitate Mentis Humanæ Libri tres. 12. *Amst.* 1738.

J.

Janchii de Negationibus Pandectis Florentinis, Meditationes. 8vo *Amst.* 1728.

Jansonii (Theodori) ab Almeloveen, Fastorum Romanorum Consularium Libri duo 8vo. *Amst.* 1740. 46 feuilles.

Jurisprudentia Antiqua continens Opuscula & dissertationes quibus Leges Antiquæ præsertim Mosaicæ, Græce & Romanæ, illustrantur curante Dan. Fellenberg. Bernæ 1760. 4to. 2 *vol.*

Justiniani Institutiones Cura Lorry. 4to. 1757

L.

Launoy Opera Omnia. *fol.* 10 *vol.*

Lexicon Hebraïcum. *fol.* 2 *vol.* 1765.

Lucani Pharsalia Farnabii. 12. *Amst.* 1714.

M.

Maittaire Annal: Typographicorum. Tomus quintus. 4to. *Lond.* 1741.

Mariana Historia de rebus Hispaniæ *fol.* 4 *vol. fig. Hag.* 1733

Martenne Collectio veterum Scriptorum, Monumentorum, Historicorum, &c. *fol.* 9 *vol. Parisiis.* 1724. 1730.

Mabillonii Annales. *fol.* 6 *vol. c. fig. Paris* 1705 à 1749.

N.

Nieupoort (G. H.) Ritus Romani 8vo. *Berolini* 1751. *f* 2:-

O.

Origenis Opera Omnia, curante C. de la Rue. *fol.* 2. *vol. Parsiis.* 1733.

Otthonis Thesaurus Juris Romani continens Rariora meliorum interpretum Opuscula. *fol.* 5 *vol. Utrecht.* 1733.

P.

Patini numismata Imperatorum, fol. *fig.* Argent 1671.

Pauw (J. C.) Notæ in Pindari Olimpia, &c. 8vo. 1747.

Petavii (Dionysii) Opus de theologicis dogmatibus, fol. 6 *vol. Antverpiæ* 1700.

Petavii Opus de Doctrina temporum, fol. 3 *vol. Antwerpiæ* 1703.
Plinii (C.) secundi vita, authore Masson &c. *Amst.* 1709.

R.

Rieger Introductio ad notitiam rerum naturalium & Arte factarum, 4. 4 *vol. la Haye* 1743.
Rumphy Herbarium Amboinense continens plantas quæ in Amboina & adjacentibus insulis reperiuntur, studio Burmanni, 7 tom. fol. cum 699. tabulis Æneis, *Amst.* 1741. à 1750. *f* 60 : -
Rymer Acta publica inter Reges Angliæ, fol. 10 *vol. Hagæ* Com. 1741.

S.

Samarthani Gallia Christiana, fol. 10 *vol. Par.* 1716-1751.
Schæpflini Commentationes historicæ & criticæ, 4. *Basileæ* 1741.
Schæpflini historia Zaringo-Badensis, 4. 3 tomi *fig. Carlsrouh* 1763.
Schefferi (Johan) Miscellanea, 8vo. *Amst.* 1698.
Suarez Opera Omnia, fol. 15 *vol.* Moguntiæ 1721 à 1735.

T.

Terentii Comediæ, curante Bentleio, 4. *Amst.* 1727.
Titus Livius Crevieri, 12. 6 *vol. Parisiis* 1748.
Trommii Concordantiæ Græcæ, fol. 2 *vol. Amst.* 1718.

V.

Velasco (D. Gabrielis Alvarez) de Privilegiis Pauperum & miserabilium Personarum &c. fol. 2 *vol. Lausonii* 1739. 212 feuilles.
———— Index Perfectus seu de Judice Perfecto Christo Jesu, fol. *Lausonii* 1740. 100 feuilles.

W.

Werenfelsii opuscula, 4. 2 *vol. Lausannæ* 1739. 160 feuilles.
Wolfii Elementa Matheseos 4to. 5 *vol. fig. Genavæ* 1743.
———— Jus naturæ. 4to. Tom. 1. 2.

Z.

Zimmermanni Opuscula Theologica. 4to. 4 *vol. Tiguri* 1751-1759.